io | imprensasocial

Conselho Editorial
5 Elementos - Instituto de Educação e Pesquisa Ambiental
Abrinq - Fundação Abrinq pelos Direitos da Criança e do Adolescente
Ação Educativa - Assessoria Pesquisa e Informação
ANDI - Agência de Notícias dos Direitos da Infância
Ashoka - Empreendedores Sociais
Cedac - Centro de Educação e Documentação para Ação Comunitária
CENPEC - Centro de Estudos e Pesquisas em Educação, Cultura e Ação Comunitária
Conectas - Direitos Humanos
Imprensa Oficial do Estado de São Paulo
Instituto Kuanza
ISA - Instituto Sócio Ambiental
Midiativa - Centro Brasileiro de Mídia para Crianças e Adolescentes

Comitê Editorial
Antonio Eleilson Leite - Ação Educativa
Cristina Murachco - Fundação Abrinq
Françoise Otondo - Ashoka
Hubert Alquéres - Imprensa Oficial
Liegen Clemmyl Rodrigues - Imprensa Oficial
Luiz Alvaro Salles Aguiar de Menezes - Imprensa Oficial
Maria Angela Leal Rudge - CENPEC
Maria de Fátima Assumpção - Cedac
Maria Inês Zanchetta - ISA
Monica Pilz Borba - 5 Elementos
Rosane da Silva Borges - Instituto Kuanza
Vera Lucia Wey - Imprensa Oficial

CENPEC

Uma História e Suas Histórias

imprensaoficial — IMPRENSA OFICIAL DO ESTADO DE SÃO PAULO

Diretor-presidente	Hubert Alquéres
Diretor Vice-presidente	Paulo Moreira Leite
Diretor Industrial	Teiji Tomioka
Diretor Financeiro	Clodoaldo Pelissioni
Diretora de Gestão Corporativa	Lucia Maria Dal Medico

CENTRO DE ESTUDOS E PESQUISAS EM EDUCAÇÃO, CULTURA E AÇÃO COMUNITÁRIA

Diretora-presidente	Maria Alice Setubal
Diretor Vice-presidente	Ricardo Campus Caiuby Ariani
Coordenadora geral	Maria do Carmo Brant de Carvalho

CENPEC

Uma História e Suas Histórias

 imprensaoficial

São Paulo, 2007

Dados Internacionais de Catalogação na Publicação (CIP)
(Câmara Brasileira do Livro, SP, Brasil)

CENPEC : uma história e suas histórias / coordenação Maria do Carmo Brant de Carvalho. -- São Paulo : CENPEC / Imprensa Oficial do Estado de São Paulo, 2007.

ISBN 978-85-85786-64-9 (CENPEC)
ISBN 978-85-7060-525-2 (Imprensa Oficial)

1. Centro de Estudos e Pesquisas em Educação, Cultura e Ação Comunitária - História 2. Escolas públicas - Brasil 3. Pesquisa Educacional - Brasil I. Carvalho, Maria do Carmo Brant de.

06-8638   CDD-371.010981

Índices para catálogo sistemático:

1. Brasil : Escola pública : Educação   371.010981
2. Escola pública : Educação : Brasil   371.010981

Impresso no Brasil 2007

Foi feito o depósito legal na Biblioteca Nacional
(Lei nº 10.994, de 14/12/2004)

Direitos reservados à

Centro de Estudos e Pesquisas em
Educação, Cultura e Ação Comunitária
Rua Dante Carraro, 68
05422-060 - São Paulo - SP
www.cenpec.org.br
cenpec@cenpec.org.br
Tel.: (11) 2132-9000

Imprensa Oficial do Estado de São Paulo
Rua da Mooca, 1.921 Mooca
03103-902 São Paulo SP
www.imprensaoficial.com.br
livros@imprensaoficial.com.br
SAC Grande São Paulo 11 5013-5108 | 5109
SAC Demais localidades 0800-0123 401

Apresentação

O Centro de Estudos e Pesquisas em Educação, Cultura e Ação Comunitária (Cenpec) narra sua história neste livro, conciso e atraente, entrelaçando-a às histórias do resgate da democracia brasileira nos anos 1980, da ampliação das demandas sociais que se seguiu e da propagação de movimentos transformadores, como a mobilização pelos direitos das crianças e adolescentes, as lutas pela educação com universalidade e qualidade e a defesa do ensino público.

Reunindo, em sua equipe multidisciplinar, profissionais com vínculos na universidade, mas igualmente com laços fortes na gestão pública da educação, o Cenpec sempre se preocupou em conjugar suas atividades de pesquisa com iniciativas práticas. Outro traço diferenciador de sua atuação tem sido o empenho para combinar as ações no âmbito escolar com o trabalho em outros espaços socioeducativos, lúdicos e culturais das comunidades.

Este relato dos empreendimentos inovadores e diversificados do Cenpec corresponde, portanto, com muita propriedade, aos propósitos da *Coleção Imprensa Social*, que socializa iniciativas de organizações não-governamentais empenhadas em combinar a reflexão teórica com a experimentação prática no aprimoramento de nosso regime democrático e na redução das desigualdades econômicas e culturais que ainda marcam nosso país.

Hubert Alquéres
Diretor-presidente da Imprensa Oficial do Estado de São Paulo

Ao leitor

O compromisso com uma educação pública de qualidade para as crianças e jovens brasileiros é o fio condutor das muitas histórias que fazem do Cenpec uma organização reconhecida por pessoas e instituições públicas e privadas dos setores da educação, ação social e cultura.

Partimos do pressuposto de que o direito à educação e à proteção social deve estar articulado a uma política cultural fundamentada no reconhecimento das diferenças, da heterogeneidade das pessoas e dos grupos, numa política social e econômica de promoção de igualdade de direitos e de redistribuição da riqueza material e simbólica socialmente gerada.

Nesse sentido, a construção de relações cidadãs requer o acesso aos meios para que os diferentes segmentos sociais possam fazer circular e reproduzir sentidos, valores e costumes, recolocando no tempo e no espaço os laços formadores dos sujeitos, que os ligam a histórias, pessoas, lugares, processos e estruturas sociais.

Os princípios de inclusão social – respeito às diferenças culturais, valorização do patrimônio cultural, participação comunitária e diálogo entre as questões locais e globais – constituem-se em pontos de partida e de chegada para a concretização de uma educação para cidadania apoiada no tripé educação, cultura e proteção social.

É com muita alegria e orgulho que o Cenpec chega em 2006 consciente de seu caminho, de sua contribuição para o cenário educacional do país e, especialmente, de seu compromisso com as crianças e jovens da sociedade brasileira.

Maria Alice Setubal
Diretora-presidente do Cenpec

Uma História...

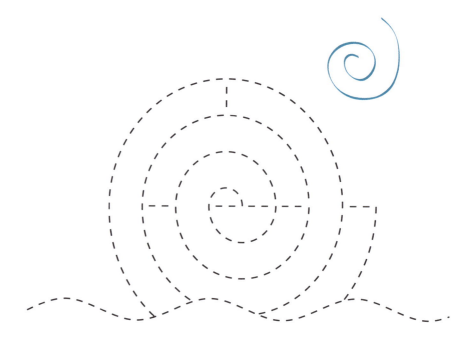

O Cenpec – Centro de Estudos e Pesquisas em Educação, Cultura e Ação Comunitária – nasce em 1987, constituído por uma pequena equipe multidisciplinar liderada por Maria Alice Setubal que trazia em seu currículo muita competência e paixão pela causa educacional brasileira.

Na época pouco havia de organizações da sociedade civil engajadas na melhoria da educação pública, possivelmente pela apreensão geral de que essa era uma causa nobre exclusiva do Estado. Existia, sim, núcleos de estudo e pesquisas educacionais ligados a universidades. O Cenpec, diferentemente, reunia em sua pequena equipe, profissionais com laços fortes na academia, mas igualmente com laços fortes na gestão pública da educação. Este foi o diferencial que marcou a legitimidade com que a organização foi recebida na ação pública e no debate educacional da época.

O Brasil estava, nos anos 80, contagiado pela esperança democrática. A sociedade voltara a respirar a liberdade política e, com olhos abertos a um futuro construído coletivamente, reunira-se em torno da Assembléia Nacional Constituinte, responsável pela formulação de um novo pacto nacional: a Constituição brasileira promulgada em 1988.

A educação pública nacional era percebida em seu fracasso e impotência para fazer frente a enormes demandas de escolarização e aprendizagem do povo brasileiro. A educação nacional caracterizava-se pelos seus déficits e vazios: ausência de universalização do acesso ao ensino fundamental obrigatório; enorme fracasso escolar das nossas crianças combinado a um quadro estrutural de pobreza extrema da população e gritantes desigualdades regionais, sociais e de renda.

Apesar da expansão da rede de ensino básico durante as décadas de 60 e 70 e, conseqüentemente, do aumento relativo na taxa de matrículas, as políticas educacionais tinham um recorte fortemente economicista e reducionista. Era a educação voltada para o milagre econômico, alavancando o projeto do "Brasil gigante".

Nos anos 80, com a redemocratização vieram à tona críticas à perspectiva economicista implantada pelo regime militar e foi travado um intenso embate para recuperar a educação como direito de cidadania.

Nesse contexto, em 1987, nasce o Cenpec.

...e Suas Histórias

Gravitavam na sociedade três movimentos sociais importantes à causa educacional, com vistas à democratização da educação, por meio de uma profunda reforma política, incluindo como pressuposto a criança como sujeito de direitos:

Criança como sujeito de direito

O Movimento Nacional em Defesa dos Direitos da Criança e do Adolescente reuniu diversas organizações da sociedade civil dentre as quais o Movimento Nacional de Meninos e Meninas de Rua (MNMMR), a Pastoral do Menor e a Sociedade Brasileira de Pediatria tiveram enorme papel catalizador. Também estavam presentes técnicos do governo federal, grupos de promotores públicos e juízes inconformados com o então Código de Menores. Desta grande articulação resultou a emenda popular "Criança, Prioridade Nacional" que originou o artigo 227 da Constituição brasileira de 1988 e a formação do Fórum DCA, encarregado da formulação de subsídios ao projeto do Estatuto da Criança e do Adolescente, encaminhado ao Congresso Nacional em 1989 e promulgado em 1990.

Democratização da educação e defesa do ensino público gratuito

As Conferências Brasileiras de Educação (CBEs), realizadas entre 1980 e 1988, colocaram em debate a defesa e a melhoria da qualidade do ensino público, e a participação da chamada comunidade escolar (pais, alunos, professores, funcionários e direção) na gestão da escola como condição à democratização da educação. As CBEs surgiram de uma aproximação entre as associações de professores das redes públicas e as entidades ligadas à pesquisa e ao ensino nas universidades brasileiras. Essa aproximação propiciou a organização do Fórum Nacional da Educação na Assembléia Constituinte em defesa do ensino público e gratuito.

O protagonismo de governos estaduais e municipais na implementação de reforma educacional

A retomada das eleições diretas em 1982 para governos estaduais marca o ingresso de governantes da oposição que introduzem na pauta de gestão a implementação de políticas educacionais de resgate da escola pública. Organizou-se, em 1981, o Conselho de Secretários de Educação do Brasil (Conseb), substituído em 1986 pelo Conselho Nacional de Secretários de Educação (Consed). Também em 1986, é criada a União Nacional de Dirigentes Municipais de Educação (Undime). Essas organizações refletiam e deram vida ao movimento de reforma educacional no Brasil.

O Cenpec, como organização da sociedade civil comprometida com a educação pública, inspirava-se neste grande movimento social pelos direitos da criança ao desenvolvimento integral e pelo direito à educação com universalidade e qualidade.

A década de 90 amplificou olhares e forças em torno de uma mobilização em prol da educação agora pensada como meta mundial.

A Conferência Mundial de Educação para Todos foi, talvez, o mais importante evento educacional ocorrido nas últimas décadas, pois viabilizou a formação de um enorme consenso mundial em relação à centralidade da "educação para todos" como necessidade que se impõe tanto em termos éticos, quanto econômicos.

A declaração aprovada em Jomtien, Tailândia/1990, transformou-se em documento de referência ao longo dos anos 90, em parte por ser a expressão desse consenso mundial, mas também por ter adotado um conceito amplo de educação, cujo objetivo, expresso em seu artigo 1º, inclui a satisfação das necessidades básicas de aprendizagem de toda e de cada pessoa – criança, jovem, adulto – , "para que os seres humanos possam sobreviver, desenvolver plenamente suas potencialidades, viver e trabalhar com dignidade, participar plenamente do desenvolvimento, melhorar a qualidade de vida, tomar decisões fundamentais e continuar aprendendo" (Unicef, in Setubal, 2001, p. 7)[1].

Assim, generaliza-se o reconhecimento das diferentes necessidades de aprendizagem e a educação passa a ser concebida de modo mais amplo, valorizando as experiências e os recursos culturais da comunidade[2]. Ampliou-se a compreensão social de que só teremos educação de qualidade para todos se todos estiverem envolvidos em sua luta. O desafio de desenvolver EDUCAÇÃO PARA TODOS ganhou a consigna de tarefa urgente e coletiva: TODOS PELA EDUCAÇÃO!

No mesmo sentido e resultante da vocalização nacional é promulgada, em 1996, a Lei Federal nº 9.394 que trata das diretrizes e bases da educação no Brasil/LDB.

" Há uma coisa muito interessante nas décadas de 80 e 90, que é uma dupla concepção do direito à educação. De um lado está a idéia do direito à educação como direito à escola, como direito ao saber socialmente construído, ao saber selecionado nos currículos etc. Há uma grande luta nessa direção e é uma luta muito rica, que vem atingindo objetivos importantes. De outro lado, há uma outra posição, segundo a qual isso não dá conta de toda a amplitude do direito à educação. Segundo essa visão, o direito à educação é mais amplo do que o direito à escola ou ao domínio de habilidades escolares. " (Miguel Arroyo,1999, in Setubal, 2001, p. 24)[3].

O Cenpec adentra o século XXI com diversas e múltiplas iniciativas que enlaçam educação, cultura, assistência social e comunidades educadoras, desenhadas e implementadas conjugando esforços do Estado, da sociedade civil e da iniciativa privada. Em sua história de engajamento e compromisso com a educação pública, aprendeu que é imprescindível a participação de todos para uma educação de todos.

Desenvolvemo-nos em harmonia com o processo maior de avanço da política social no país. O exame dos projetos desenvolvidos pela organização atesta enorme sintonia com as demandas da educação pública no Brasil. Esse é mais um dos fatores que, sem dúvida, lhe garantiu legitimidade e reconhecimento público.

Assim como tantas outras organizações da sociedade civil e sujeitos sociais, viemos para irrigar vida em incontáveis margens; somos rio em diferentes direções, alimentado pela essência que ilumina um futuro a ser descoberto em caminhos ainda desconhecidos; e um desejo incondicional por conhecê-los. Juntos, todos, em nascente desejo pelo caminhar compartilhado, criamos corrente, aceleramos, inundamos o mundo de vontade e movimento pela vida. Assim somos nós, seres humanos mergulhados na cidadania.

Ao longo dos anos vividos pela melhoria na educação, o Cenpec trilhou por caminhos em diferentes direções que se alimentaram da mesma essência: a transformação da educação brasileira.

Um dos caminhos percorridos foi o da ação na escola propriamente dita. O Cenpec pensou currículos, produziu rico material voltado à aceleração da aprendizagem para enfrentar a distorção idade-série e o próprio fracasso escolar, além de intensificar programas de formação de docentes.

A ação na escola enlaça-se e dialoga com outro caminho de fundamental importância: a gestão educacional, ou ainda, a gestão dos sistemas municipais de ensino e a formação de educadores para agir em contextos de pobreza. Muito a ser feito ainda, muito a ser transformado, mas com raízes já fincadas que tornaram possível a contínua construção de um horizonte inacabado na gestão educacional.

O olhar ampliado para o aprendizado adquirido na experiência acumulada em diferentes lugares, perto e longe, foi decisivo para a conquista de um terceiro caminho, o do reconhecimento e ação nos muitos lugares de aprendizagem. Para o Cenpec, a educação não se faz somente na escola. Os muitos lugares de aprendizagem que ocorrem nas comunidades são reconhecidos e articulados a partir do lúdico, da convivência, das práticas culturais, das ações socioeducativas realizadas pela iniciativa de outros serviços públicos, de organizações comunitárias e da sociedade civil. Os muitos sujeitos e lugares de aprendizagem desenvolvem importante função educativa, ampliando o universo cultural, informacional e de conhecimentos de crianças, jovens e adultos para a vida social. O Cenpec adensa o seu raio de ação consolidando de forma mais orgânica a sua missão organizacional: educação, cultura e ação comunitária.

Ao longo dos 20 anos, participamos juntos do plantio das condições de urgência social da educação pública no Brasil. Caminhamos muito e fortalecemos a convicção de que há muito que ser visto, aprendido, ensinado. É essa história, comprometida com os avanços na política de educação, que o Cenpec precisa registrar.

O Brasil entra no novo milênio com desafios urgentes, mas, ao mesmo tempo, amadurecido em termos de políticas públicas. Expressiva foi a redefinição do papel desempenhado pelo Ministério da Educação, resgatando sua atuação como agência formuladora de políticas públicas. A Lei de Diretrizes e Bases da educação nacional (LDB), aprovada em 1996; os Parâmetros Curriculares Nacionais (PCN/MEC), de 1998; os Sistemas de Avaliação de Desempenho (Saeb e Enem); e o Fundo de Manutenção e Valorização do Ensino Fundamental e de Valorização do

Magistério (Fundef), instituído em 1996, foram condições de enorme importância na regulação pública da educação e, também, em sua viabilização.

A política educacional no país emite, nos anos recentes, claros sinais de avanço no que se refere ao acesso à educação básica, sobretudo com a oferta de novas condições de freqüência e permanência na escola, como o Bolsa Família, o Programa de Erradicação do Trabalho Infantil (Peti) e programas voltados ao jovem, priorizando sua escolarização.

Houve clara expansão do sistema de ensino, aumentando significativamente o acesso de crianças e adolescentes à educação. A proporção de crianças de 7 a 14 anos no ensino fundamental passou de 89% (1994) a 96% (1999) e, atualmente chega a 98%, uma conseqüência direta do Fundef e da Campanha Toda Criança na Escola (Inep, 2004)[4]. O país caminhou para a redução das diferenças regionais no acesso à educação – expresso na expansão da rede escolar nas regiões Nordeste e Norte, bem acima da média nacional, e, em concordância com o estipulado na LDB, desencadeou forte processo de municipalização do ensino fundamental e estadualização do ensino médio.

Apesar dos inúmeros avanços realizados nos últimos 20 anos, os desafios a serem enfrentados pela educação brasileira nesta década não serão pequenos. Será tarefa de todos construir as sendas que permitam alcançar a qualidade e efetividade na educação, garantindo a eqüidade e a consolidação de uma sociedade mais justa e democrática.

O Cenpec

Destaques de uma vocação

Partindo do princípio de que a educação de crianças, adolescentes e jovens é decisiva para a consolidação de uma sociedade democrática, e se desenvolve nas vivências familiar, escolar e comunitária, o Cenpec valoriza e fortalece o ensino público, a educação integral e os educadores que atuam tanto na escola quanto fora dela.

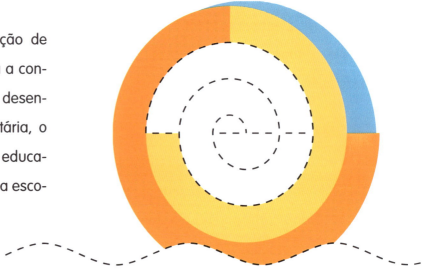

Sua equipe acredita na vocação emancipatória da educação e assume o ensino como mediação importante na transformação social da realidade brasileira. Para a população infanto-juvenil de baixa renda, a escola é um dos poucos espaços de acesso aos bens culturais da sociedade. O fortalecimento e a qualificação da escola pública e das práticas educativas desenvolvidas nas comunidades constituem condições para a expansão da cidadania.

Além disso, sabemos que a criança e o adolescente do século XXI precisam circular em vários espaços de aprendizagem para desenvolver sociabilidade e aumentar sua capacidade de acessar, processar e produzir conhecimento; explorar interesses e talentos. Soma-se a isso a importância do contato com diferentes mediadores do conhecimento, dos olhares de interlocutores diversificados e não apenas do professor na sala de aula.

Assim, as ações do Cenpec se voltam igualmente para o trabalho nos espaços socioeducativos, lúdicos e culturais das comunidades, implementados por outras políticas como a assistência social, esporte e cultura, envolvendo atores, também capazes de ensinar, e espaços de aprendizagem, pouco explorados pela área da educação.

A finalidade da organização, portanto, é contribuir para a formação de cidadãos e cidadãs ativos que, conscientes de seus desejos, deveres e possibilidades, possam construir uma sociedade justa e democrática. Sua missão é colaborar com a melhoria da qualidade do ensino público e das aprendizagens infanto-juvenis, participando ativamente na implementação de políticas públicas e privilegiando o aprimoramento dos agentes educacionais.

Princípios de ação e continuidade de propósitos

– Alia forte investimento em estudos e pesquisas à intervenção concreta. Não é possível avançar na intervenção social sem casamento entre teoria e prática. Inovação e compromisso se constroem nesta cumplicidade: reflexão-ação-reflexão.

– Oxigena sua ação na conjuntura e no contexto do país, do município, da escola e da comunidade.

– Cria condições de sustentabilidade com base na persistência e investimento técnico e político de longo prazo. Em um país de tamanho continental como o nosso, a educação não se faz em uma década, nem em duas. Em um contexto de cerca de 55 milhões de alunos na educação básica, 2,5 milhões de professores e 5.564 municípios com enormes disparidades e desigualdades, torna-se necessário um investimento contínuo que atenda as particularidades territoriais (INEP/MEC, 2006)[5].

– Sistematiza o conhecimento produzido e aposta na estratégia da sua disseminação. Assim, transforma a reflexão teórico-prática em ferramentas e metodologias que tenham sentido e significado na prática pedagógica e socioeducativa.

– Reconhece totalidades e particularidades exigindo um olhar dialógico entre todo e parte, entre singular e coletivo. A ação pública já não pode ser refém de respostas padronizadas em um país que clama por eqüidade, nem tampouco refém de demandas particularistas sob pena de reforçar a desigualdade.

– A ação social que se deseja eficaz e efetiva depende de sua inserção na política pública. Depende de uma ágil e competente circulação de informações sobre ações, demandas e oportunidades, redes e sujeitos que transitam na esfera pública.

– Desenvolve suas atividades com a co-autoria dos próprios implicados na ação. É preciso que os diversos atores queiram, valorizem e reconheçam como factíveis as ações desenvolvidas e as metas traçadas.

– Investe na ação em parceria com organizações governamentais e não-governamentais, fundações empresariais, comunidades locais, regionais, nacionais e mundiais, com a perspectiva de construir participação, mobilizar vontades e implementar pactos de complementaridade entre atores sociais, organizações, projetos e serviços. Baseia-se em um novo valor, o da cooperação.

Alimento para uma sociedade fortalecida

Nas sociedades democráticas contemporâneas, as parcerias tornaram-se condição necessária à governabilidade da política pública. No Brasil de hoje, com imensos déficits de recursos e de competências alocadas nas pontas da execução da política social, a participação pró-ativa de organizações da sociedade civil e da iniciativa privada na ação pública ganham importância, ao mesmo tempo em que geram fortes resistências.

Quanto mais se fala em parcerias, na sua importância e legitimidade, mais se faz necessário refletir sobre elas e sobre o modo de sua implementação. A idéia de parceria entre público-privado pede, no mundo atual, reconceitualização, já que vem contaminada pelo receituário neoliberal e, em conseqüência, gera desconfianças sobre seu possível efeito desresponsabilizador da ação do Estado.

A implementação de parcerias na ação social pública exige cuidados éticos, democráticos e – por que não? – republicanos:

– Reconhecimento do papel regulador do Estado e fortalecimento de sua condição de *intelligentsia* do fazer social público. Nunca é demais reforçar que a educação é uma das missões nobres do Estado. O Estado é a garantia e o garantidor da educação de seu povo. Aceita essa premissa, é legítimo dizer que em um Estado democrático, a sociedade participa do esforço estatal na melhoria da educação.

– Adensamento de bons projetos com base na realidade, nas questões críticas da política, nas demandas do público-alvo e gestores finais.

– Implementação de projetos a partir das demandas e interesses colocados pela governança social pública, estabelecendo co-autoria e co-participação na condução e oferta de programas sociais públicos. Este é o princípio fundamental se nosso propósito é contribuir para a melhoria da ação pública.

– Negociação e complementaridade e, não, paralelismo ou concorrência. A negociação exige necessariamente flexibilização. Projetos ofertados por parcerias externas só ganham cor e identidade local, quando redesenhados com a participação de seus atores principais.

O Cenpec, no vasto currículo de ações empreendidas em parceria com agências multilaterais e fundações empresariais não tem se descuidado da relação próxima e cooperativa com os governos. Parceiros externos cumprem funções de organizações intermédias no plano da implementação da política pública; não se pode descuidar da relação cooperativa com os governos e público-alvo.

A mediação pública implica costuras mais densas, pautadas na confiabilidade mútua. Exige-se do Cenpec o estabelecimento de uma equação de relação/ação consistente na parceria público-privada.

Os programas são sócio-relacionais e por isso mesmo, exigem negociação, articulação e adesão de um conjunto heterogêneo de sujeitos sociais – Estado, sociedade civil, iniciativa privada e a própria comunidade beneficiária. Falamos hoje em projeto rede ou ação em rede sinalizando para uma nova arquitetura da ação social pública.

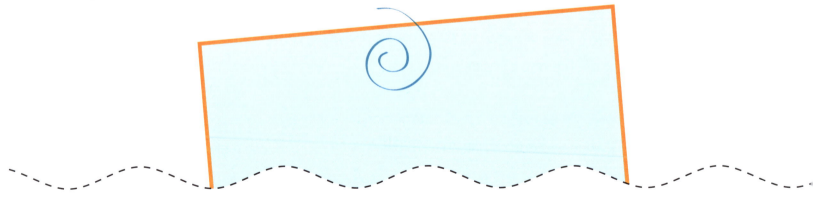

Os Desafios da Educação

Tomadas e retomadas ao longo dos anos

Muitas das questões que afligiam pesquisadores e gestores da educação pública nos anos 80 continuam presentes e resistentes à mudança, exigindo renovados e estratégicos esforços em seu enfrentamento. É assim que muitos dos desafios permanecem na agenda de prioridades do Cenpec.

Escola

Inovação pedagógica e função social

De início, o foco na escola exigia apreendê-la na sua totalidade e apoiá-la em suas demandas mais prementes de inovação pedagógica e de revitalização da sua função social.

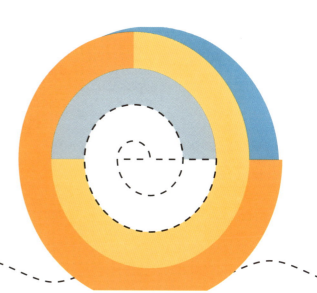

O Cenpec mergulhou na realidade escolar: produziu uma série de estudos, pesquisas e avaliações que permitiram revelar a escola nos seus déficits, potencialidades e nas necessidades mais urgentes para alcançar qualidade.

Os anos 80 indicavam um quadro desalentador. Quase metade dos alunos que ingressavam nas séries iniciais não conseguia aprovação para as seguintes; somente 18% dos alunos que ingressavam no primeiro grau conseguiam chegar à 8ª série. O acúmulo de repetências relacionava-se diretamente ao índice de evasão, de modo que o brasileiro permanecia, em média, de 2,5 a três anos por série, disso decorrendo enormes prejuízos humanos e custos triplicados para o poder público (Inep, 1990)[6].

Esses dados justificam as opções programáticas que foram feitas e se fazem, ainda hoje, em torno da escola.

Assim, foi vital adentrar na escola e na sala de aula para somar esforços na formulação de seu projeto POLÍTICO PEDAGÓGICO e ofertar insumos competentes à redução do chamado fracasso escolar.

O Cenpec, nesse âmbito, pesquisou, investiu em metodologias de ensino e aprendizagem; produziu material didático inovador; capacitou docentes e gestores escolares; elaborou propostas e conteúdos de correção de fluxo – os chamados projetos de aceleração de aprendizagem de 1ª a 4ª séries e de 5ª a 8ª séries, que foram adotados por diversos estados e inúmeros municípios brasileiros; e participou pró-ativamente na avaliação nacional do livro didático, promovida pelo MEC.

Visando ao propósito de inovação pedagógica na escola destacamos alguns dos projetos que têm esta clara intenção e costuram diversos outros subprojetos do Cenpec.

Fizemos parte de importante pesquisa atrelada ao Projeto Nordeste, coordenada pelo MEC, quando do mandato do primeiro governo civil eleito pelo povo brasileiro, após mais de vinte anos de ditadura militar. O Projeto Nordeste foi, talvez, a proposta educacional mais densa deste período de governo, se considerarmos que, entre os anos 1991 e 1993, tivemos alternâncias de três ministros no MEC, *impeachment* do presidente Collor e posse de Itamar Franco, vice-presidente na época. Neste período, o MEC não formulou, nem atuou com base em uma política educacional. Assim, destacáveis mesmo foram: o Projeto Nordeste, a implantação oficial do Sistema Nacional de Avaliação da Educação Básica (Saeb) e a ampla concertação entre Estado e sociedade civil, implementada pelo MEC, resultando na elaboração do Plano Decenal de Educação para Todos. E, em 1994, a grande Conferência Nacional de Educação.

No plano da inovação pedagógica na escola, Raízes e Asas, lançado em 1994, expressa um ponto de culminância da ação do Cenpec nessa perspectiva escolar. Produzido em parceria com o Banco Itaú, Unicef e MEC, é constituído por nove fascículos, duas fitas de vídeo, um livro e cartazes dirigidos a apoiar a formação de educadores. O material, voltado ao fortalecimento do ensino de qualidade e à concretização de práticas democráticas na escola foi distribuído, já em 1995, a 36 mil escolas do país.

Os vídeos foram transmitidos pela TV Escola, TV Educativa e TV Cultura. Integraram bibliografia básica em concursos e foram utilizados pela Universidade de São Paulo no programa de capacitação destinado a cerca de mil coordenadores pedagógicos e técnicos da Secretaria de Educação do Município de São Paulo. Recebeu, igualmente em 1995, o Prêmio Eco da Câmara Americana de Comércio, como uma iniciativa que contribuiu de forma efetiva para a melhoria da educação no país.

" Raízes e Asas é a grande síntese do trabalho do Cenpec. Representa a nossa profunda crença na capacidade dos educadores brasileiros de construir uma escola pública de qualidade para todas as crianças e adolescentes do país " (Setubal, in Cenpec,1998, p. 101)[7].

Em 1996 o Cenpec desenvolveu uma proposta pedagógica para alunos multirrepetentes, visando garantir a apropriação de conhecimentos e habilidades considerados indispensáveis à reintegração no ensino regular, em séries compatíveis com a idade. O Programa Aceleração de Aprendizagem integra materiais pedagógicos destinados a alunos e professores de 1ª a 4ª série - *Ensinar pra Valer!* e *Aprender pra Valer!* - e da 5ª a 8ª série, *Ensinar e Aprender*, ambos adotados por diversas secretarias de educação.

A necessidade de incorporar tecnologias de informação e conhecimento (TICs) aplicadas à educação, deu origem, em 2001, à construção de um portal de educação dirigido à escola pública, que foi lançado no ano seguinte.

O Programa EducaRede é uma realização do Cenpec em parceria com a Fundação Telefônica e a Fundação Vanzolini. Apresenta, como seu principal produto, um portal de educação gratuito, totalmente voltado à escola pública no país. O Programa incorpora, em sua linha condutora, a manutenção de relacionamento, reconhecimento e legitimidade da rede nacional de NTEs – Núcleo de Tecnologia Educacional do ProInfo/MEC.

Na época de construção do Portal, levantamentos realizados diagnosticaram pouca presença na internet dos conteúdos pedagógicos concebidos a partir dos Parâmetros Curriculares Nacionais. Concluiu-se que o EducaRede teria muito a contribuir se mantivesse uma produção sistemática de conteúdos com essas características, o que passou a ser a marca do Portal em seu ano de estréia.

O contato com os professores revelou que apenas a produção de conteúdos do Portal, por mais qualificada que fosse, não garantiria seu uso efetivo nas escolas, isso porque o professor tinha pouca familiaridade com a internet e não conhecia projetos ou metodologias com o uso efetivo da sala de informática. Desse modo, a partir de 2002, iniciaram-se parcerias com as secretarias de educação, criando estratégias para que, a partir do EducaRede, as escolas realizassem experiências significativas de uso pedagógico da internet, entre elas:

– O Projeto Aulas Unidas, que, em 2002, promoveu a interação entre escolas em cinco países onde o Grupo Telefônica atua (Argentina, Brasil, Chile, Espanha e Peru). A sua continuidade no Brasil, em 2003, entre escolas de São Paulo e Bahia, envolveu professores e mais de 2.000 alunos na produção de sites;

– A realização, durante 2002 e 2003, de oficinas de capacitação em São Paulo, Ceará, Paraíba e Rio de Janeiro, atingindo cerca de 600 educadores da rede pública;

– A sua ampliação e multiplicação, em 2004, para Mato Grosso do Sul, Bahia, Pernambuco e São Paulo, por meio de oficinas de capacitação para multiplicadores locais, que, com apoio de uma bolsa-auxílio, capacitaram 5.533 professores em seus estados.

Essas experiências, de um modo geral, favoreceram a expansão do uso da internet e do Portal em sala de aula, mesmo que o seu alcance seja ainda limitado se considerarmos que apenas 13% das escolas públicas do país têm hoje acesso à internet (IBGE, 2003)[8].

O desenvolvimento de áreas interativas do Portal como bate-papo, fóruns, oficinas virtuais de criação de textos, deu origem a dois projetos inovadores que foram desenvolvidos com as Secretarias Estaduais de São Paulo e do Ceará.

No Estado de São Paulo, em 2005, 1.600 professores e 32 mil alunos de todas as Diretorias de Ensino desenvolveram projetos em suas escolas conhecidos como As Coisas Boas da Minha Terra, promovendo a recuperação das tradições e o cotidiano paulista.

No Ceará, 400 professores participaram do Projeto História do Ceará em Rede, sendo protagonistas na mediação das oficinas virtuais de criação, nas quais 2.000 alunos desenvolveram produção de texto sobre a região em que vivem.

Esses projetos avançam na formação de comunidades virtuais de aprendizagem; proporcionam, a alunos e professores, o uso da internet de modo interativo e colaborativo, a partir de atividades de pesquisa, organização e divulgação, valendo-se de ferramentas disponibilizadas pelo Portal EducaRede.

Em 2005, o EducaRede foi escolhido entre as três principais iniciativas voltadas para à melhoria do ensino público no Brasil, pelo Instituto Latino-americano de Comunicação Educativa (Ilce), ligado à Unesco. Em 2006 realizou, em São Paulo, o III Congresso Ibero-Americano de EducaRedes, com o tema Educação, Internet e Oportunidades, reunindo cerca de 1600 participantes latino-americanos e lançou a Coleção EducaRede: Internet na Escola.

A melhoria da aprendizagem de 5ª a 8ª série é de enorme importância, considerada a pouca oferta de programas de apoio ao ensino e aprendizagem para esse ciclo no conjunto das disciplinas curriculares. O Projeto Leitura e Escrita: Desafio de Todos, que visa subsidiar metodologias de ensino e aprendizagem e formação docente para esse ciclo do ensino público, realiza, em 2005 e 2006, uma pesquisa exploratória visando formular um retrato mais denso desse ciclo. Esse projeto integra o Programa Território Escola, realizado em parceria com a Fundação Volkswagen.

Outra face programática de importância ímpar refere-se à FUNÇÃO SOCIAL DA ESCOLA.

O grupo-escola tradicional tinha um compromisso com uma escola voltada para dentro, preocupada com a transmissão de um saber que tinha como eixo uma racionalidade cuja matriz era o modelo da escola republicana de massa. Hoje, a escola deve responder não apenas às demandas da sociedade da informação, da sociedade complexa, mas também a um projeto educativo voltado para a comunidade e para a vida cotidiana, que tenha significado e sentido compartilhados, assegure ensino e aprendizagem e responda ao desejo de participação e desenvolvimento dos alunos e das comunidades.

Nesta direção é preciso qualificar a qualidade que se pretende para cada escola, considerando que a qualidade não existe *a priori*, ela precisa ser negociada, pois é polissêmica e, certamente, apresenta pesos e sentidos diferentes em cada contexto.

A qualidade na educação supõe a compreensão de que aprender produz inclusão social. Inclusão se faz com ganhos de aprendizagens substantivas, com circulação e acesso aos bens da cidade, com valores e sentidos de pertencimento.

Não há função social da escola sem reconhecimento da função educativa da comunidade. Escola é um sujeito definido e comunidade um sujeito indefinido; escola é uma instituição, comunidade um território. A socialização produzida no território é pré-requisito à escola.

Escola e comunidade, com seus múltiplos sujeitos e espaços, criam aprendizagens para suas crianças, jovens, adultos e idosos. Desta forma, os espaços precisam ser intencionalmente alargados e flexibilizados com fluxos e trocas comunicativas para ampliar e adensar aprendizagens. Articular e realizar ações em rede entre serviços e organizações no âmbito da educação, proteção social, cultura, esporte e arte é também começar a concretizar uma proposta de educação integral.

O desenvolvimento de AÇÕES EM REDE é uma prática do Cenpec em direção ao fortalecimento da escola e seus entornos para ação cooperativa e aliançada entre as várias organizações e instituições que ofertam serviços às crianças e aos adolescentes (educação, saúde, cultura, assistência social, esporte...).

O Programa Território Escola, em parceria com a Fundação Volkswagen, investe na forte ação de mobilização e consolidação de redes mais orgânicas no microterritório entre vários serviços públicos e da comunidade.

Por fim há que se destacar que a função social da escola está presente nos materiais didáticos e se desdobra em múltiplas estratégias que perpassam o conjunto de ações formativas desenvolvidas pelo Cenpec – educação escolar, cultura e comunidade.

Leitura e Escrita
Na escola e fora dela

No Brasil, os diversos indicadores educacionais atestam que as práticas de ensino da Língua Portuguesa não estão atingindo seu principal objetivo – formar cidadãos leitores e produtores de textos orais e escritos, verdadeiros e competentes usuários da língua.

Adentramos o século XXI com 9% de analfabetos absolutos, 31,3% de pessoas que pouco utilizam a leitura e a escrita em sua vida diária, revelando compreensão mínima de um texto escrito; e somente 26,2% atingem níveis mais elevados nessas habilidades, usando de forma intensa e diversificada a linguagem escrita como, por exemplo, lendo jornais regularmente ou usando meios escritos para obter novos conhecimentos (Saeb, 2002)[9]. Esta é a face mais contundente da pouca eficiência da escola, uma vez que é seu dever garantir o ensino da leitura e da escrita, conhecimentos de base para a aprendizagem em todas as áreas do currículo escolar.

Paralelamente, mais de 80% dos alunos que freqüentaram a 4ª série do ensino fundamental não se apropriaram das habilidades esperadas para essa etapa escolar. Ora, a rede pública é hoje responsável pelo atendimento de 90% dos alunos do ensino fundamental. Embora a responsabilidade pela formação das novas gerações não seja só da escola, esta tem um papel fundamental, principalmente quando se trata da aprendizagem da leitura e da produção de textos (Saeb, 2002)[10].

O Programa de Leitura e Escrita, iniciado em 1988, como foco na alfabetização de crianças das escolas públicas, visava fazer da sala de aula um autêntico ambiente alfabetizador, trabalhando o lúdico e a tradição cultural infantil por meio de textos como cantigas de roda, poesias, histórias, músicas, além de textos interacionais, normativos e informativos. Seus pressupostos eram:

– A criança lê o mundo que a rodeia muito antes de um aprendizado sistemático da leitura e escrita;

– O ensino deve buscar a participação ativa da criança por meio de um contexto de trocas de conhecimento entre as próprias crianças e entre elas e o professor;

– A leitura e escrita devem fazer parte da vida das crianças e para isso é preciso que elas entendam seus diferentes usos e funções sociais.

Este Programa Leitura e Escrita foi adotado em muitas escolas da rede pública, tendo mesmo sido objeto de pesquisas em salas de aula que resultaram em artigos e livros especializados em educação/alfabetização. Na seqüência o Cenpec elaborou material didático de apoio – Letra Viva –, com livros do aluno e do professor.

O Letra Viva recebeu, em 1995, o Prêmio Jabuti da Câmara Brasileira do Livro e foi uma das publicações recomendadas pelo Guia de Livros Didáticos do MEC, destinado a professores de 1ª a 4ª séries das escolas públicas.

A partir de 2002, o Cenpec realiza vários e diversos projetos no âmbito da leitura e da escrita, que buscam colaborar com a escola e sistemas municipais de ensino, ampliando o suporte teórico-metodológico de seus quadros gestores e pedagógicos.

Não mudamos nossos pressupostos, mas as estratégias para adensar e expandir ganhos de aprendizagem. Nos atuais projetos observam-se processos metodológicos e estratégias múltiplas e variadas.

Alguns desses recaem sobre a formação próxima de docentes para atuação em sala de aula. Estão centrados na escola com ênfase clara na formação do docente e na produção de materiais didáticos para este fim. Para conquistar a efetividade de resultados envolvem gestores e assistentes pedagógicos das escolas e secretarias municipais de educação. São parcerias articuladas no interior do próprio sistema de ensino, condição necessária à sustentabilidade da formação e inovação na sala de aula. Exemplos de nossos projetos mais recentes são o Estudar para Valer! e o Leitura e Escrita: Desafio de Todos, ambos financiados pela Fundação Volkswagen.

Em outros projetos há claro envolvimento de agentes fora da escola e mesmo do sistema de ensino (bibliotecários, voluntários, comunidade, agentes públicos de outras políticas, membros de conselhos etc.). A metodologia de formação centra-se simultaneamente em vários atores; utiliza com mais ênfase videoconferências, comunidades virtuais, formação de multiplicadores com foco em comunidades de aprendizagem que extrapolam a escola sem desconsiderá-la como *lócus* central.

O Projeto Entre na Roda, realizado no âmbito do Programa Estado Leitor da Secretaria de Cultura do Estado de São Paulo, em parceria com a Fundação Volkswagen, é uma proposta de incentivo e orientação à leitura, visando tanto ao desenvolvimento do gosto pela leitura como à formação de leitores. Nesse sentido, se propõe a apoiar instâncias municipais de educação e cultura para formar orientadores de leitura.

O Projeto Criança é proposta de formação de gestores, professores e escolas, predominantemente em municípios de Minas Gerais. Na linha de ações de apoio ao voluntariado, em parceria com o Instituto Algar, realiza ações pedagógicas no âmbito da língua portuguesa e do teatro-educação, valendo-se inclusive de contadores de histórias como suporte para a ação do professor em sala de aula.

O Projeto Prazer em Ler, promovido pela C&A, vale-se de funcionários/voluntários de sua rede de lojas para apoiar experiências de promoção à leitura, por meio da implementação de espaços estruturados e criativos para sua prática. O contato com textos criativos torna possível e desejável a articulação da leitura com outras expressões culturais, dentro e fora da escola, necessárias ao fortalecimento do projeto educacional. O projeto envolve educadores de instituições parceiras, voluntários da C&A, escolas públicas e comunidades.

O Programa Escrevendo o Futuro, embora atue com o professor centrado na sala de aula, assume estratégias de vocalização nacional. Permite ao professor liberdade de se inscrever, invoca participação por adesão e vale-se de comunicação e aprendizagem a distância. É possível dizer também que o Programa é formação na ação e na intensa relação professor/aluno. O grande tema nucleador, "O lugar onde vivo", permite aos alunos escreverem levando em conta os diversos gêneros – memórias, poesia e artigos de opinião – , textos com sentido social concreto nos quais a pesquisa dos fatos exige interlocução com múltiplos sujeitos da comunidade. O programa apóia-se em um conjunto de parceiros com poder convocatório, entre eles, Undime, Consed e universidades. Realizado em parceria com a Fundação Itaú Social, iniciou-se em 2002 e na edição de 2006 reúne um coletivo de 15.461 escolas de todo o território nacional e cerca de 33.449 professores de 4ª e 5ª séries do ensino fundamental.

ComunicAção, o mais recente e ambicioso Programa de aprendizado da língua viva, apropria-se de tecnologias de aprendizado *on line* para atuar simultaneamente na fluência comunicativa verbal, na leitura e escrita e no uso da linguagem digital. Comporta-se como ação complementar a programas dirigidos a jovens e adultos e programas sociais de enfrentamento à pobreza.

O Projeto Incentivo à Leitura foi construído com as organizações Ação Educativa, Alfabetização Solidária e Cenpec, a pedido da Fundação Natura, para promover o fortalecimento da leitura de jovens e adultos. A Natura, por meio de suas representantes locais (consultoras de venda, promotores), vem realizando um belo trabalho de identificação e encaminhamento de jovens e adultos analfabetos e semi-analfabetos para os cursos de suplência existentes nas localidades em que atuam. Em complemento, a Fundação Natura solicitou a definição e distribuição monitorada de acervos volantes para classes de Educação de Jovens e Adultos (EJA) em cinco mil escolas espalhadas no território nacional.

A leitura, e, mais ainda, o compartilhamento de práticas sociais de uso da escrita, é vista como um dos maiores legados que a escolarização básica pode fornecer aos estudantes brasileiros.

Gestão
De sistemas de ensino

Já nos primórdios do Cenpec, a preocupação com a gestão escolar e gestão dos sistemas de ensino era bastante clara e consensual. Desenvolvendo uma série de estudos e pesquisas sobre os sistemas municipais de ensino, em parceria com o Unicef, mergulhou no conhecimento e produção de recomendações no Projeto Nordeste/MEC no início dos anos 90.

Aprofundou igualmente o conhecimento do desempenho da política de educação, tendo como exemplos, as avaliações realizadas no Estado do Ceará, o estudo sobre o ensino médio em São Paulo e a pesquisa e publicação sobre uma década de educação no país. Mais recentemente, somamos esforços com a Resab (Rede de Educação do Semi-Árido Brasileiro) e com o Unicef na construção de proposta de educação para o semi-árido brasileiro.

Com a LDB e o Fundef, o processo de municipalização do ensino fundamental foi acelerado. Mas o Brasil, país de tamanho continental, possui 5.564 municípios com realidades extremamente heterogêneas e até mesmo díspares. Basta indicar que em apenas 15 municípios do Brasil (caracterizados como metrópoles) sua população corresponde a 20% do total de todo o país, enquanto 4.020 municípios (caracterizados como de pequeno porte) concentram outros 20% da população brasileira. Significa dizer que 40% dos habitantes encontram-se vivendo em dois contextos demográficos totalmente diversos (MDS, 2004)[11].

Muitos dos pequenos municípios apresentam um desempenho sofrível no que tange a seu papel gestor e implementador de políticas e serviços básicos de atenção ao cidadão. A ausência de base econômica para mantê-los ou ajudá-los a se desenvolver, agravada pela insuficiência de arrecadação e receita municipal, deixa os pequenos municípios na dependência extrema de recursos das instâncias federais e estaduais para a implementação das redes de serviços públicos. A ausência de uma cultura política de base local para intervir no desenho e controle da gestão pública fica expressa na fragilidade das capacidades gerencial e operacional. Isso ocorre em um contexto de capital social e humano frágil, no qual ainda persistem baixos índices de escolaridade de sua população.

É com base neste diagnóstico que o Programa Melhoria da Educação no Município constituiu-se em prioridade estratégica. Realizado em parceria com o Unicef, Fundação Itaú Social e Undime, tem início em 1999, com o objetivo de desenvolver capacidade de interlocução e gestão da rede de ensino público. O foco é o investimento na formação de gestores municipais (gestores públicos, integrantes de conselhos municipais, organizações civis atuantes na gestão local) e não na formação de docentes para o ensino e aprendizagem em sala de aula, pois acredita que a boa formação de gestores da educação pública municipal produz impactos significativos sobre o desempenho do conjunto da rede de ensino.

Compõe sua meta prioritária atingir os municípios brasileiros situados no chamado polígono da pobreza: municípios com baixo Índice de Desenvolvimento Humano (IDH) e baixas condições gerenciais e operacionais na condução das políticas públicas locais.

O Melhoria alia modalidades presenciais e à distância na formação dos agentes locais, apoiando-se em estratégias e materiais orientados para o desenvolvimento de competências e habilidades de avaliação diagnóstica da realidade local e formulação de planos e projetos de enfrentamento às problemáticas educacionais dos municípios envolvidos. Neste processo são também desenvolvidas habilidades para mobilizar e engajar a comunidade local no debate público sobre a educação.

Em sua primeira fase, no segundo semestre de 1999, o Programa implementou um grupo piloto no Estado de São Paulo, envolvendo 966 gestores de 359 municípios agrupados em pólos. As avaliações periódicas realizadas entre 1999 e 2001 permitiram constatar que os municípios de baixo IDH vivem em situação de isolamento com ausência de esforços multisetoriais e mesorregionais para operar a política social. O processo de diagnosticar, identificar prioridades, planejar, realizar e avaliar a ação educacional local ocorre com limites, dada à ausência de insumos culturais, políticos, sociais, financeiros e operativos da governança local. Neste contexto, a atuação em pólos mesorregionais apresentou-se como estratégia fortalecedora de interlocução, trocas e apoio mútuos entre os agentes da educação municipal. A metodologia implementada gerou alguns resultados significativos, que foram potencializados por meio da implementação de novas estratégias:

– Ampliação e fortalecimento da diversidade nos grupos de agentes a serem formados;

– Envolvimento com maior persistência dos agentes da governança local – secretários de educação;

– Atuação com municípios da mesorregião independente do critério de baixo IDH, de forma a propiciar maior riqueza na interlocução e aprendizado mútuo;

– Capacitação de multiplicadores para realizar processo similar em municípios da região. Os multiplicadores têm representado excelente recurso não apenas para ampliar a abrangência do Programa, mas, sobretudo, pela condição de chegar mais perto da cultura local, introduzindo inovações compatíveis com as dificuldades de contexto;

– Ampliação do tempo de formação dos multiplicadores para adensamento do projeto, passando de um para dois anos;

– Introdução de um sistema de monitoramento e avaliação sistemático e informatizado.

No decorrer da sua existência o Programa atingiu cerca de 987 municípios, 3.210 gestores agrupados em 17 estados.

O resultado do Programa torna-se expressivo se considerarmos sua abrangência em 22,1% do total de municípios do país. E, ainda, mais significativo, se considerarmos os 2.000 municípios brasileiros com baixo IDH. Desses, o Programa atingiu 37,5 %, ou seja, 750 municípios. E, na perspectiva regional, a cobertura assume uma representatividade maior. Por exemplo, na Paraíba atingiu 57% dos 223 municípios do Estado.

Ações Socioeducativas

Protagonismo das ONGs, das comunidades e das políticas públicas de cultura, assistência e esporte

Desde 1995, o Cenpec se envolve com o protagonismo das ONGs, das comunidades e das políticas públicas de cultura, de assistência social e do esporte que têm desenvolvido ações socioeducativas para a infância e juventude, contribuindo com o processo de escolarização.

A educação se apresenta, hoje, como centro do desenvolvimento econômico e social. Esta noção produz um novo deslocamento. Na sociedade em que vivemos, uma política de educação fechada em si mesma perdeu seu sentido transformador. Não se quer mais uma política de educação centrada apenas em sistemas formais de ensino. A educação tem presença e investimento em outras políticas setoriais (cultura, esporte, meio ambiente...); ganha efetividade quando integrada a um projeto retotalizador da política social.

A diversidade de iniciativas socioeducativas deve, no atual contexto brasileiro marcado pela pobreza de grande parte de sua população, ser fortalecida e reconhecida no projeto educacional do país. São demandas da própria comunidade no desenvolvimento de suas crianças e adolescentes.

Constituem uma ação necessária à inclusão social, ao fortalecimento da sociabilidade e da convivência, à ampliação do repertório cultural e informacional, ao acesso e uso da tecnologia e a participação na vida pública.

A articulação dos espaços – escola, teatro, centro cultural, ONGs etc. – , em consonância com o reconhecimento dos vários lugares de aprendizagem, constitui uma das possibilidades de cumprimento da educação em período integral preconizada pela LDB.

A educação extrapola os muros da escola e do sistema educacional, exigindo cada vez mais o reconhecimento e a valorização dos muitos lugares de aprendizagem que podem articular esforços para a conquista sustentável de qualidade da educação.

Desta aposta nasceu em 1995 o Programa Educação e Participação, desenvolvido na parceria Unicef, Itaú Social e Cenpec.

A originalidade do Programa Educação e Participação, iniciando sua ação com o Prêmio Itaú-Unicef, está no investimento em ações socioeducativas promovidas pela comunidade, junto a crianças e adolescentes, com vistas a desenvolver e ampliar seu universo de experiências culturais, lúdicas e socializadoras, necessárias ao acesso, permanência e sucesso escolar. Com cobertura nacional, o Programa estruturou-se em torno de duas ações consideradas estratégicas: a mobilização social e a formação extensiva de agentes locais e regionais para ações socioeducativas complementares à escola.

A mobilização produzida pelo Prêmio Itaú-Unicef nas suas três primeiras edições (1995, 1997 e 1999) ocorria em torno de um vasto campo de projetos complementares à escola: desde ações de capacitação, campanhas, produções de material didático e movimentos pela educação básica, até ações socioeducativas desenvolvidas por ONGs.

As avaliações de desempenho produzidas neste período indicavam que o Programa havia conquistado legitimidade e reconhecimento público, exigindo compromisso dos proponentes (Itaú Social, Unicef e Cenpec) com sua continuidade e densidade. Ao mesmo tempo, permitiram desenhar um conjunto de diretrizes para o aprimoramento do Programa:

– Focar exclusivamente os programas socioeducativos complementares à escola desenvolvidos por ONGs;

– Introduzir na condução do Prêmio, enquanto ação mobilizadora, outros parceiros com poder convocatório. Neste processo, a União Nacional de Dirigentes Municipais de Educação (Undime) e, posteriormente, o Colegiado Nacional de Gestores Municipais de Assistência Social (Congemas) revelaram-se como atores estratégicos;

– Descentralizar o processo de seleção e premiação, nas principais regiões brasileiras. Nesta linha, o Programa engajou profissionais das secretarias municipais de educação e assistência social e de conselheiros municipais como parceiros na implementação e avaliação dos projetos inscritos. Este formato constitui-se, por excelência, em modo estratégico de envolver os formadores de opinião pública capazes de influir na política local de desenvolvimento para infância e juventude;

– Adotar, nas seguintes edições, motes direcionadores para a mobilização. Em consonância com esta diretriz, as edições posteriores foram direcionadas para o Direito de Aprender, em 2001, o Muitos Lugares para Aprender, em 2003, e o Tecendo Redes, em 2005;

– Manter a oferta de encontros formativos, nos anos de alternância do Prêmio, a todas as organizações inscritas, apostando no aprendizado rico, embora difuso, que ocorre pela via do encontro e diálogo entre as próprias organizações. Os encontros passaram a construir o sentido de pertença a uma rede de ação socioeducativa de base comunitária;

– Introduzir nova ação a partir de 2002 – Projeto Gestores de Aprendizagem Socioeducativa – , visando a formação densa de agentes multisetoriais na formulação e implementação de projetos socioeducativos no contraturno escolar. Com a parceria de governos municipais e estaduais, a iniciativa alavanca a melhoria de programas complementares à escola na sua tripla dimensão: proteção social, cultura e educação.

O Projeto tem sido implementado, sobretudo nas regiões metropolitanas; investe na formação de educadores sociais de ONGs, agentes da escola e técnicos municipais, para implementação conjunta de ações entre escola e ONG visando retomar, na perspectiva de fortalecimento de redes de aprendizagem, a função social da escola e da própria educação integral feita na, e com, a comunidade.

No percurso desta década, em parceria com a Organização Internacional do Trabalho, o Cenpec amplia a discussão que já vinha sendo enfrentada por meio de ações socioeducativas e desenvolve material didático sobre o combate ao trabalho infantil para apoiar a proposta de formação de professores do ensino fundamental.

Nesta mesma direção, Governo Federal e Cenpec somam esforços na qualificação das ações socioeducativas realizadas por municípios executores do Programa de Erradicação do Trabalho Infantil (Peti). A produção do material didático Diálogo e Ação e a formação de educadores responsáveis pela ação direta com crianças e adolescentes orientaram os municípios na continuidade de suas propostas.

A questão juventude, também, esteve presente no trabalho do Cenpec desde sempre por meio de ações voltadas à educação de jovens e adultos, ação socioeducativa promovida por ONGs voltadas a jovens, ou propostas para o ensino médio.

No Brasil, em 2000, eram 34 milhões de jovens – um quinto da população brasileira – , dos quais a metade não havia concluído o ensino fundamental (IBGE, 2000).[12]

Para além do aumento de escolaridade, o jovem precisa adquirir outras habilidades no plano da sociabilidade, da ampliação de seu repertório cultural, de participação na vida pública, da fluência comunicativa e domínio de outras linguagens de forma a se sentir competente para acessar as riquezas societárias e obter ganhos de pertencimento e reconhecimento de sua cidadania. Poucas oportunidades têm sido oferecidas aos jovens das camadas populares para desenvolverem estas habilidades e competências. Já possuímos um repertório de pesquisas e ações junto a jovens.

Realizamos em 1997/2000 o Projeto Jovens, Saber e Socialização, cuja publicação foi distribuída a todas as escolas do Estado de São Paulo. Também elaboramos um percurso cartográfico com jovens da periferia paulistana dos distritos de Brasilândia e Jardim Rosana, em 1999; o estudo sobre aceleração e evasão no ensino noturno em Campo Grande (MS), em 1999; a avaliação do Programa Aprendiz-Comgás, em 2001 a 2005; o estudo/avaliação sobre o ensino médio no Estado de São Paulo, em 2002; o Projeto Empreendedores Sociais, de 2000 a 2002; o programa socioeducativo e de escolarização junto a adolescentes privados de liberdade nas Unidades de Internação Provisória - Febem/SP, entre 2001 e 2005; os Pontos de Encontro nos CEUS e Tecendo a Memória nos Teleceus, em 2004; o Projeto Educação de Base Comunitária para Jovens na Cidade do Rio de Janeiro, entre 2003 a 2005; e o mapeamento dos programas e projetos voltados a jovens no Estado de São Paulo, em 2005.

Iniciado em 2004, o Projeto Jovens Urbanos, o mais ambicioso de todos, bebeu nesta fonte cenpequiana. Destinado a jovens na faixa etária de 16 a 21 anos, residentes em centros urbanos da cidade de São Paulo e vulnerabilizados pela pobreza, completa o desafio de pensar e formular uma grade socioeducativa, já suficientemente explorada para o grupo etário de crianças e adolescentes, mas muito pouco para a juventude.

Para os jovens o aprendizado, a experimentação e a produção são processos indissociáveis e necessariamente presentes na grade socioeducativa voltada a este grupo etário.

Os diferenciais do Projeto Jovens Urbanos concentram-se em sua lógica programática e arquitetura de ação em rede. Nasce como iniciativa do Itaú Social em forte articulação com agências governamentais (nos âmbitos municipal e estadual) e ONGs que atuam com jovens nas periferias das cidades. São esses os núcleos centrais de todo o trabalho.

O Projeto Jovens Urbanos articula ações que promovem o aumento da escolaridade; o desenvolvimento de competências e habilidades básicas para a vida pessoal e pública; desenvolvimento da empregabilidade; e a realização de projetos de intervenção no microterritório. O eixo central da proposta pedagógica destaca a participação do jovem na transformação da realidade local por meio de projetos que utilizam tecnologias aplicadas.

O Projeto enfatiza o exercício de rever a história, o cotidiano, o universo cultural, o trabalho, as condições de vida, a trama de relações entre os moradores. Explorar e experimentar possibilita ao jovem estabelecer relações, compreender e construir projetos de vida e de pertencimento na cidade, nos seus vários trajetos e espaços urbanos.

A educação como foco do desenvolvimento sustentável

Atualmente o Cenpec inicia dois projetos que articulam questões do desenvolvimento comunitário e sustentável com o processo educativo de crianças e jovens, tanto no campo escolar quanto no sociocultural.

No Expedicação Paraty - em parceria com a Associação Cairuçu, o Cenpec formulou uma estratégia de intervenção em comunidades afastadas do centro urbanizado, contemplando a formação de professores da escola pública, e de jovens agentes socioambientais que atuarão com programações para crianças e adolescentes. Além disso, será produzida ampla articulação entre as políticas municipais objetivando maior acesso ao patromônio cultural e contemplando a geografia do município.

No Projeto Ecos do Vale, associado à Votorantim Papel e Celulose, o Cenpec realizou um diagnóstico na região do Vale do Paraíba, identificando localidades em situação de vulnerabilidade socioeconômica. A pesquisa diagnóstica partiu da visão de diversos segmentos populacionais e levou à formulação de um projeto que alia o poder público, comunidades e a empresa na busca de agregar qualidade de vida à população.

A cidadania implica o acesso aos meios e oportunidades para que os diferentes grupos sociais possam fazer circular e reproduzir sentidos, valores e costumes, recolocando, no tempo e no espaço, os laços formadores dos sujeitos e que os ligam a histórias, pessoas, lugares, processos e estruturas sociais.

Tanto nas dimensões da vida social fortemente marcada pela escrita, quanto naquela em que os saberes são transmitidos oralmente, há um patrimônio do qual devemos nos apropriar. No debate contemporâneo, o conceito de patrimônio é amplificado para além do sentido comum do "bem que se herda", significando o bem constitutivo da consciência de um grupo ou de uma comunidade, estreitamente relacionado à memória e às identidades sociais.

Expedição Paraty   Ecos do Vale

Cultura

Memória e patrimônio

O Cenpec acredita que o conjunto das atividades educacionais da sociedade – e nesse sentido, a escola tem um papel decisivo – , configura uma das dimensões mais importantes na qual a definição do patrimônio se dá. Mais ainda, a própria seleção dos elementos do patrimônio de um grupo educa as novas gerações.

Se lembrarmos que a palavra cultura tem origem no termo cultivo, podemos pensar, que, de modo amplo, o conceito de cultura pode ser associado ao conjunto de características humanas que não são inatas e que se criam, se preservam ou se aprimoram por meio da comunicação e cooperação entre indivíduos em sociedade. Assim, as atividades de "cultivo" do ser em seu processo de humanização estão relacionadas aos modos de existir dos inúmeros grupos da sociedade, modos esses que são específicos e diversos entre si.

O Projeto Terra Paulista: histórias, arte, costumes visou investigar, registrar e valorizar o patrimônio cultural do interior paulista, buscando estimular um olhar crítico para a formação sócio-cultural do Estado de São Paulo.

Lançado em 2004, o Projeto articula o presente e o passado por meio do conhecimento do processo de formação histórica, reconhecendo o passado como integrante da história de cada um, com marcas culturais que permitem a construção de laços de identidade e o sentimento de pertencimento a uma cultura e a um lugar.

Até o momento, o Terra Paulista apresenta os seguintes produtos e ações:

– Coleção Terra Paulista: composta de três volumes, reúne textos de especialistas escritos a partir de uma pesquisa inédita e atualizada. Os livros apresentam uma rica iconografia comentada e retratam a história, os costumes e as manifestações artísticas do interior do Estado;

– Série Terra Paulista: doze documentários (disponíveis em VHS e DVD) que retratam o patrimônio cultural material e imaterial do interior de São Paulo, revelando diferentes aspectos da vida paulista pela voz de seus protagonistas. Os documentários foram exibidos na Estação Sé do Metrô, na TV Cultura e na TV Futura;

– Série Terra Paulista - Jovens: conjunto de materiais paradidáticos, composto de dez fascículos, almanaque e três jogos, desenvolvido para estimular o conhecimento e a valorização da história e da vida cultural do Estado de São Paulo. O material destina-se a estudantes de 7ª e 8ª séries do ensino fundamental e do ensino médio. Em parceria com a Secretaria de Educação do Estado de São Paulo a série foi distribuída para 890 escolas da rede pública do Estado e os professores foram capacitados para o uso do material;

– Portal: espaço virtual vivo, dinâmico e canal direto de interação, revisão e permanente atualização do projeto;

– Exposição: realizada no período de setembro a dezembro de 2005, no Sesc Pompéia, em São Paulo. A exposição disponibilizou diferentes mídias, recursos cenográficos e instalações para apresentar ao público, aspectos do patrimônio cultural do interior paulista. A mostra contou com a visitação de cerca de 90.000 pessoas.

Em 2005, a Coleção Terra Paulista recebeu o Prêmio Jabuti (primeiro lugar na categoria projeto/produção editorial) e foi finalista regional do Prêmio Rodrigo Melo Franco de Andrade do Instituto do Patrimônio Histórico e Artístico Nacional (IPHAN).

Em 2006, o Projeto Terra Paulista foi contemplado com o Prêmio Rodrigo Melo Franco de Andrade/IPHAN, na categoria divulgação. O Almanaque: Corte e Recortes da Terra Paulista recebeu o primeiro lugar na categoria Melhor livro didático e paradidático de ensino fundamental ou médio, do Prêmio Jabuti e a Série Terra Paulista Jovens, o Prêmio literário José Celestino Bourroul concedido pela Academia Paulista de História (APH).

No Brasil existem milhares de exemplos importantes de iniciativas de desenvolvimento cultural local. Experiências que partem da vocação e do esforço de pessoas e grupos que mobilizam sua comunidade para concretizar ações fortalecedoras do sentido de pertencimento social e que ampliam as possibilidades de vida.

Nesse contexto, em 2005, o Ministério da Cultura convidou o Cenpec para a coordenação técnica do Prêmio Cultura Viva.

Lançado em dezembro do mesmo ano, com patrocínio da Petrobras, o Prêmio Cultura Viva busca estimular e dar visibilidade a iniciativas culturais, formais e informais, que valorizam a cultura como meio da construção de identidade e cidadania. Desta forma, pretende contribuir para a consolidação de uma política cultural, voltada para a ampliação dos direitos dos indivíduos e para o exercício pleno da cidadania.

O Prêmio se constitui em um processo de mobilização e aproximação com as organizações e grupos produtores de cultura, possibilitando à sociedade brasileira o conhecimento da riqueza e da diversidade cultural do país. Em sua primeira edição, o Prêmio recebeu mais de 1.500 inscrições, com a presença de cerca de 520 municípios, envolvendo a participação de cerca de 130 avaliadores.

Com o Projeto Terra Paulista e o Prêmio Cultura Viva inaugurou-se, no Cenpec, um novo modo de financiamento de projetos. No cenário do campo da cultura as leis de incentivo fiscal, mecanismos criados a partir da segunda metade da década de 1980, cumprem papel decisivo na captação de recursos e estabelecimento de parcerias. Por meio da Lei Rouanet, o Cenpec obteve patrocínios de empresas, conquistando e solidificando novas parcerias.

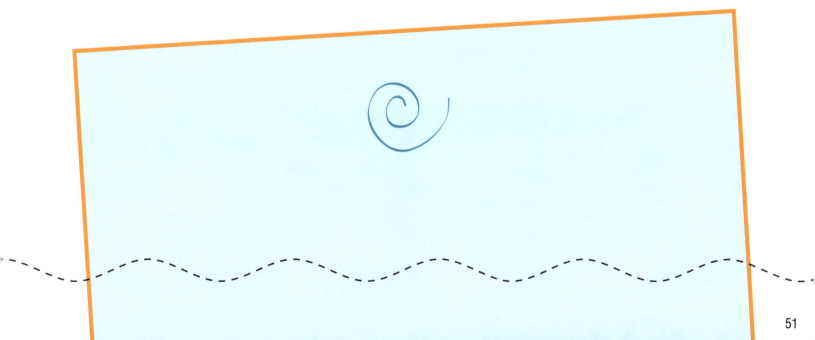

Adensando Trilhas

A trajetória do Cenpec nos últimos 20 anos revela o crescimento institucional, que permitiu o amadurecimento das ações desenvolvidas, o engajamento continuado de parceiros e o adensamento do trabalho por meio da sua articulação com as redes de sujeitos, serviços e programas sociais existentes no país.

O Cenpec está vivendo um novo momento; ganhou maturidade com juventude suficiente para explorar novos caminhos de adensamento.

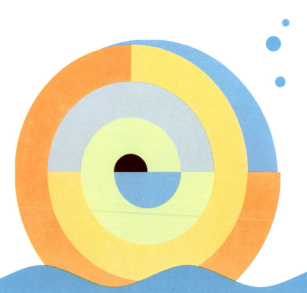

Consensos já obtidos iluminam o caminho do presente e do futuro:

– Um Cenpec, com fins públicos, vocacionado para produzir inovação social na política pública educacional, social e cultural;

– Um Cenpec com estrutura de gestão mais integrada, na qual as grandes áreas – Educação e Sistemas de Ensino, Educação e Cultura, Educação e Comunidade – comportem uma dinâmica capaz de favorecer o trânsito das competências e dos saberes entre elas;

– Uma visão política na qual a eleição de projetos estratégicos tenha um gerenciamento aberto à participação e a realizações envolvendo profissionais das três áreas;

– Uma ênfase nas atividades de pesquisa, monitoramento e avaliação que atravessem o conjunto dos projetos.

São essas questões construídas ao longo de 20 anos e postas em termos de presente e futuro que o Cenpec enfrenta para continuar navegando entre experiências e histórias que, alimentadas pela reflexão-ação-reflexão, iluminam um horizonte para a educação pública de qualidade.

A educação só avança na medida em que a sociedade em que ela se insere consegue ter amadurecimento e curiosidade suficientes para entender e dar conta desse papel de formação integral. Uma sociedade que não respeita os direitos humanos, uma sociedade excludente, com certeza vai ter mais dificuldade para isso. A educação expressa um pouco esse estado de amadurecimento social e a direção pela qual a sociedade opta caminhar.

Aprendizados Cenpec

A experiência adquirida no desenvolvimento de projetos permite tecer algumas considerações importantes:

– Investimentos em educação exigem CONTINUIDADE e médio prazo para lograr resultados e impactos efetivos;

– Os projetos, para obterem resultados efetivos, exigem maior cuidado em sua implementação. São necessárias bases de dados confiáveis sobre o contexto e beneficiários da ação a ser implementada – processos de negociação, ganho de adesão, SOCIALIZAÇÃO DE PODER E DE CONHECIMENTOS. Exigem, igualmente, sistemas de monitoramento e avaliação partilhados com os diversos agentes envolvidos;

– Observa-se, sobretudo nos projetos em continuidade, uma clara COMPLEXIFICAÇÃO, seja pela escala alcançada, seja pelo necessário ganho de densidade e inovação tecnopedagógica que demandam;

– Uma necessária conduta institucional de MÚTUA COLABORAÇÃO E PARTILHAMENTO com outras organizações e redes de projetos pela via da ação conjunta e da socialização de conhecimentos produzidos na pesquisa e desenvolvimento de projetos e programas; o Cenpec assume esta tarefa enquanto dever ético de uma organização com fins públicos;

– A consciência de que a educação não avança sem a conjugação de esforços do conjunto das políticas públicas no campo social. Não é possível falar em efetividade da educação como política setorial isolada; a efetividade se ganha com a inserção na MULTISETORIALIDADE;

– A consciência de que a educação no país só avançará com MOBILIZAÇÃO E PARTICIPAÇÃO mais cotidiana e próxima da sociedade junto à escola e em torno de prioridades educacionais (metas de aprendizagem).

As estratégias no desenho e condução de prêmios nacionais que o Cenpec realiza em parceria (Prêmio Itaú Unicef, Prêmio Escrevendo o Futuro, Prêmio Cultura Viva) são fortes indutoras na melhoria e ganhos de qualidade social na educação. Os prêmios nacionais tornaram-se um nicho na ação do Cenpec. Criamos uma metodologia de vocalização nacional onde estratégias de formação de formadores de opinião pública ganham enorme relevância. Exemplos ricos nesta direção são os modos de avaliação e seleção dos programas socioeducativos inscritos nas edições do Prêmio Itaú-Unicef, dos textos produzidos por alunos de 4ª e 5ª séries de escolas públicas inscritos nas edições do Prêmio Escrevendo o Futuro e dos projetos culturais inscritos no Prêmio Cultura Viva. Nestes casos, a avaliação e seleção são realizadas por agentes próximos do local/região, formadores de opinião pública, como gestores, conselheiros, jornalistas, professores de universidades e, até mesmo, no caso dos prêmios Itaú-Unicef e Escrevendo o Futuro, de gerentes do Banco Itaú. Definidos parâmetros, quadro referencial e indicadores, esses agentes refletem e avaliam juntos. Nesta perspectiva, não só a avaliação ganha em objetividade e significado coletivo e participativo, mas também ocorre aí um rico aprendizado social apropriado por este coletivo.

Estamos no tempo presente colhendo frutos deste amplo e longo processo de mobilização: município e estados começam a implementar a educação em tempo integral com diversos desenhos – alguns articulam escola e ONG para construir o tempo integral; outros implementam a escola de tempo integral com diversidade de atividades encontradas nos muitos projetos de ONGs. A leitura e a escrita avançam neste processo mobilizador.

As metas para a educação

Todos sabem que as principais metas a serem atingidas na educação pública brasileira concentram-se na garantia de aprendizagem e alcance de qualidade e efetividade social. Para a conquista dessas metas algumas de nossas ações, aprimoradas ao longo dos anos, continuam muito pertinentes:

– Fortalecimento da gestão municipal. O município é por excelência o gestor necessário aos avanços na educação de nível fundamental;

– Formação do docente para intervir em contextos de pobreza. Na sua maioria os professores não recebem formação para atuar com alunos vulnerabilizados pela pobreza nem, tampouco, para conhecer e interagir com as comunidades nas quais as escolas se inserem;

– Articulação orgânica entre escola e organizações locais para o desenvolvimento de múltiplas aprendizagens;

– Maior uso pedagógico das tecnologias de comunicação e formação a distância chegando o processo de orientação e formação na casa do professor, na sala de aula, na escola mesmo, nos gabinetes das secretarias, nos espaços das ONGs;

– Projetos no âmbito do aprendizado da língua, mas também da matemática e da ciência;

– A cultura como ferramenta de desenvolvimento humano;

– Inovações no ensino de jovens e adultos.

O desafio na eqüidade

A educação no Brasil precisa ganhar forte compromisso com os objetivos maiores de nosso país:

– O enfrentamento da pobreza e das desigualdades sociais;

– O desenvolvimento sustentável;

– A apropriação, pelo povo brasileiro, das ferramentas básicas para acessar o conhecimento.

Na primeira metade do século XX construímos uma política social pautada na igualdade de oportunidades que acabou por resultar em homogeneidade de serviços ofertados a todos os cidadãos. As fraturas neste processo estão às claras para todos nós: não se consegue garantir efetiva igualdade de resultados e aprendizagens e não se contemplam conteúdos socialmente significativos porque não se ajusta à dinâmica de âmbitos sociais distintos, tanto do ponto de vista populacional como geográfico.

Decorre daí o hoje valorizado paradigma de eqüidade. A oferta de múltiplas e distintas oportunidades para assegurar eqüidade produzindo o que todos os cidadãos têm direito: igualdade de resultados.

A busca da eqüidade pauta novos desafios para a escola. Hoje a escola deve responder não apenas às demandas de acesso ao conhecimento universal e às demandas da sociedade contemporânea, mas também a um projeto educativo voltado para a vida cotidiana. Projeto que tenha significado e sentido compartilhados, que assegure aprendizagem e responda ao desejo de participação e desenvolvimento do aluno e da comunidade.

A sociedade contemporânea quer menos a oferta de um sistema de ensino e mais a oferta de um sistema de aprendizagens; uma tendência que se insinua em nossa sociedade é a de que ela é cada vez mais uma sociedade de conhecimentos e aprendizados compartilhados possibilitada pelos meios de comunicação em rede. Neste novo cenário a escola é valorizada pelo cidadão pelas oportunidades de aprendizagem que oferta e não mais pelas suas ofertas tradicionais de ensino tomadas por currículos fechados.

A escola deve ganhar vínculo substancial com o território em que se insere. Quanto mais globalização, mais localização. Pede-se que a escola seja mais um serviço do território e menos um serviço da rede de ensino.

Exige-se um novo e forte enraizamento da escola na comunidade, no território, supondo o reconhecimento mútuo e ação conjunta.

A essa condição se cruza outra, de enorme importância: a percepção de que educação é um serviço multidimensional, entrelaçando no seu fazer um conjunto de instituições, espaços, sujeitos que não apenas os da escola.

Por isso mesmo os serviços no território, como a escola neste caso (ou a unidade básica de saúde, o centro cultural, esportivo, a biblioteca...), ganham uma margem fundamental de autonomia para produzir respostas assertivas, flexíveis e combinadas às demandas e interesses dos habitantes do território.

As pesquisas em educação constatam uma escassa e frágil relação entre os professores e a comunidade em que a escola está inserida, fato que revela o pouco movimento em direção à maior proximidade escola-território, diferente de outras políticas como as de saúde ou assistência social que avançaram neste campo.

No movimento societário observa-se uma vocalização e uma prática social que pressiona a educação a produzir um novo deslocamento: clama pela quebra de sua força setorial convocando-a a compor uma política social em sua inteireza.

Já não se invoca a escola como único espaço de aprendizagem. As políticas públicas, tais como cultura, assistência social, esporte e meio ambiente, invadem o campo das chamadas ações e programas socioeducativos objetivando proporcionar ao grupo infanto-juvenil ampliação do universo cultural, aprendizados de iniciação tecnológica e inclusão digital, aprendizados no campo esportivo, consciência e trato ambiental. Enfim, aprendizagens básicas que se deslocam da escola, mas a ela se complementam.

Para além do Estado, também estão presentes as organizações comunitárias, organizações da sociedade civil e iniciativa privada (terceiro setor) que têm investido expressivamente na educação.

O exercício da função social da escola ganha, portanto, uma nova característica: deve sintonizar-se e entrelaçar-se com a função social de todos os demais serviços do território com vistas à proteção, ao desenvolvimento dos cidadãos e ao desenvolvimento do território de pertença.

A escola está saturada de corporativismos e fechamentos intra-escolares que impedem que nela adentrem políticas de vida desenhadas pelas comunidades e demais políticas públicas. Talvez por isso mesmo temos avançado pouco na ação conjunta com as demais políticas públicas e projetos do território.

Educar supõe a compreensão de que aprender produz inclusão social. Para além do acesso a serviços públicos básicos e ao crescimento econômico e emprego, inclusão se faz com ganhos de aprendizagens substantivas, com circulação e acesso à cidade; com valores e sentido de pertencimento.

Em contextos de pobreza, privação e vulnerabilidades sociais, a função social da escola – construção de identidades e pertencimento; fortalecimento da coesão social e de padrões de conduta civilizatória; domínio de ferramentas para o acesso ao letramento, ao conhecimento e à participação na vida pública – parece subsumida numa apreensão pragmático-reducionista de que o sucesso escolar é oportunidade ímpar de conquista de trabalho. Tal reducionismo só é explicável pelo imaginário que circunda a compreensão da pobreza; uma compreensão calcada na visão tutelar de que os pobres só podem enfrentar a privação com trabalho. Neste sentido, a capacitação dos educadores deve enfatizar o desenvolvimento de estratégias para envolver e agregar valor à participação de famílias e comunidades em contextos de pobreza.

Assim, a busca da eqüidade social requer novos padrões e lógicas na condução da política pública:

– Centralidade da ação pública no cidadão e no desenvolvimento local;

– Políticas e programas desenhados pelo prisma da multisetorialidade e interdisciplinaridade, substituindo os tradicionais recortes setoriais e especializações estanques;

– Forte presença do Estado no seu papel normativo, indutor e agregador, porém não mais único e exclusivo agente na condução da política pública. Ao contrário, capaz de ativar parcerias público-privadas e assegurar participação pró-ativa dos agentes locais;

– Ações públicas fortemente conectadas com o conjunto de sujeitos, organizações e serviços da cidade, desenvolvidas em redes alimentadas por fluxos contínuos de conhecimento, informação e interação;

– Reconhecimento da incompletude e necessária complementaridade entre serviços e atores sociais;

– Adoção de programas-rede construindo lógicas combinatórias interpolíticas setoriais. Em conseqüência é necessária uma nova cultura no fazer social público: socializar o poder, negociar, trabalhar com autonomias, flexibilizar, compatibilizar tempos heterogêneos e múltiplos dos atores e processos de ação. Por isso mesmo, os serviços na ponta, ganham uma margem fundamental de autonomia para produzir respostas assertivas, flexíveis e combinadas, de direito do cidadão e de direito ao desenvolvimento sustentável do território a que pertencem;

– Controle social, pressionando os serviços a constituírem sistemas de monitoramento e avaliação cujos indicadores de processos e resultados signifiquem para os usuários e comunidade possibilidade real de apropriação e poder sobre a ação pública. A transparência nas decisões e prestação de contas para os usuários e comunidade são atributos cruciais na gestão pública e assumem a condição de dever ético.

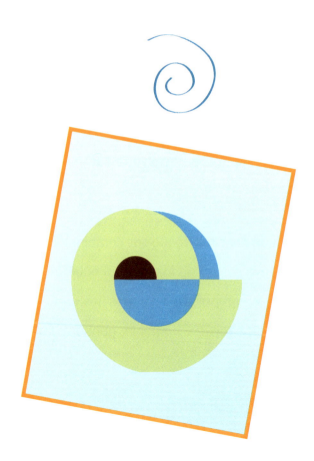

Relação de Parceiros Cenpec

1988 a setembro de 2006

Ação Comunitária do Brasil (SP)
Ação Comunitária Todos Irmãos (SP)
Ação Educativa (SP)
Agência de Notícias dos Direitos da Infância (Andi)
Alfabetização Solidária (Alfasol)
Arco Associação Beneficente (SP)
Arrastão - Movimento de Promoção Humana (SP)
Associação Beneficente Provisão (SP)
Associação Cairuçu (RJ)
Associação Comunitária Monte Azul (SP)
Associação Cultural e Desportiva Bandeirantes (SP)
Associação Cultural, Recreativa e Social Turma da Touca (SP)
Associação de Ensino de Arquitetura e Urbanismo de São Paulo - Escola da Cidade (AEAUSP)
Associação de Moradores Cantareira (SP)
Associação de Moradores do Instituto Rural e Adjacências (SP)
Associação de Moradores do Jardim Horizonte Azul (SP)
Associação de Moradores do Jardim Rosana (SP)*
Associação de Mulheres Empresárias do Brasil (Amebras/RJ)
Associação dos Moradores Vale Verde (SP)
Associação Educacional Labor
Associação Movimento de Educação Popular Integral Paulo Englert (AMEPPE/MG)
Associação Projeto Roda Viva (RJ)
Avante - Qualidade, Educação e Vida (BA)
Banco do Brasil S.A.
Banco Interamericano de Desenvolvimento (BID)
Banco Itaú
Banco Mundial
Banco Nacional de Desenvolvimento Econômico e Social (BNDES)
Banco Volkswagen
Câmara Americana de Comércio (AmCham)
Camargo Côrrea
Canal Futura
Casa Pequeno Davi (PB)
Central Única dos Trabalhadores (CUT)

Centro de Criação de Imagem Popular (Cecip)
Centro de Divulgação Científica e Cultural (CDCC-USP/SP)
Centro de Estudios Multidisplinarios (CEM/Argentina)
Centro de Estudos e Documentação para a Ação Comunitária (Cedac)
Centro de Estudos e Pesquisas de Administração Municipal (Cepam)
Centro de Estudos em Administração do Terceiro Setor (Ceats/USP)
Centro Integrado de Estudos e Programas de Desenvolvimento Sustentável (CIEDS/RJ)
Centro Luíz Freire (PE)
Centro Nacional de Formação Comunitária (Cenafoco)
Centro Projeto Axé de Defesa e Proteção à Criança e ao Adolescente (BA)
Cidade Escola Aprendiz (SP)
Cinemateca Brasileira
Cipó - Comunicação Interativa (BA)
Colegiado Nacional de Gestores Municipais de Assistência Social (Congemas)
Comissão Fulbright
Comitê para o Desenvolvimento da Informática (CDI)
Companhia Brasileira de Telecomunicações do Brasil Central (CTBC)
Companhia de Gás de São Paulo (Comgás)
Companhia de Saneamento Básico do Estado de São Paulo (Sabesp)
Comunicação e Cultura (CE)
Comunidade Religiosa do Jardim Tancredo (SP)
Confederação Nacional dos Trabalhadores em Educação (CNTE)
Conselho Estadual dos Direitos da Criança e do Adolescente de Goiás
Conselho Municipal dos Direitos da Criança e do Adolescente de Ananindeua (PA)
Conselho Nacional de Desenvolvimento Científico e Tecnológico (CNPq)
Conselho Nacional de Secretários de Educação (Consed)
Consórcio Alumínio do Maranhão (Alumar)
Cooperativa de Costureiras do Jardim Horizonte Azul (SP)
Coordenadoria de Estudos e Normas Pedagógicas (Cenp – SEE/SP)
Creche Nova Esperança Amigos de Pianoro (SP)
Cursinho da Poli
DC Brasil (RJ)
Departamento de Educação de Peruíbe (SP)
Departamento de Educação de Taubaté (SP)

Departamento Municipal de Educação e Cultura de Bebedouro (SP)
Du Ribeiro Estúdio (SP)
Empresa Brasileira de Correios e Telégrafos
Empresa Brasileira de Pesquisas Agropecuárias (Embrapa)
Escola Viva (SP)
Fazenda Capoava (SP)
Federação das Associações de Municípios do Rio Grande do Sul (FAMURS)
Federação das Indústrias do Estado do Rio de Janeiro (Firjan)
Fórum Paulista de Erradicação do Trabalho Infantil (SP)
Fujifilm Brasil
Fundação Athos Bulcão
Fundação Belgo Mineira
Fundação Carlos Chagas
Fundação Clemente Mariano
Fundação de Ação Social de Curitiba (PR)
Fundação Estadual do Bem Estar do Menor (Febem/SP)
Fundação Estudar
Fundação Gol de Letra
Fundação Instituto de Administração (FIA/USP)
Fundação Itaú Social
Fundação Orsa
Fundação Osvaldo Cruz (Fiocruz)
Fundação para o Desenvolvimento da Educação (FDE-SEE/SP)
Fundação Sistema Estadual de Análise de Dados (Seade)
Fundação SOS Amazônia (AC)
Fundação Telefônica
Fundação Vale do Rio Doce
Fundação Vanzolini (USP/SP)
Fundação Vitae
Fundação Volkswagen
Fundo das Nações Unidas para a Infância (Unicef)
Fundo de Fortalecimento da Escola (Fundescola)
Fundo Estadual de Recursos Hídricos (Fehidro)
Grupo de Institutos, Fundações e Empresas (Gife)
Grupo Vicunha
Imprensa Oficial do Estado de São Paulo
Instituto Algar de Responsabilidade Social
Instituto Ayrton Senna (IAS)
Instituto Brasileiro de Estudos e Apoio Comunitário Queiroz Filho (Ibeac)
Instituto C&A
Instituto Camargo Corrêa

Instituto Cardeal Rossi (SP)
Instituto Credicard
Instituto Criança é Vida
Instituto Criar
Instituto Cultural e Filantrópico Alcoa
Instituto de Cidadania Empresarial (ICE)
Instituto de Educação de Resende (RJ)
Instituto de Estudos Especiais (IEE-PUC/SP)
Instituto Ethos de Empresas e Responsabilidade Social
Instituto Mauá de Tecnologia (IMT)
Instituto Minidi Pedroso de Arte e Educação Social (IMPAES)
Instituto Nacional de Estudos e Pesquisas Educacionais (Inep)
Instituto Paulo Freire (IPF)
Instituto Regional da Pequena Agropecuária Apropriada (IRPAA)
Instituto Tide Setubal (Itas)
Instituto Tomie Ohtake
Instituto Universidade Popular (Unipop/PA)
Instituto Votorantim
Instituto WCF-Brasil
Itaú BBA
Itaú Cultural
Itaúsa
Litteris (SP)
Livraria da Vila Ltda (SP)
Magazine Luiza S/A
Meca Stúdio de Fotografias, Cine & Vídeo S/C Ltda (SP)
Metrô - Companhia do Metropolitano de São Paulo (SP)
Ministério da Cultura (MinC)
Ministério da Educação (MEC)
Ministério da Educação de Cabo Verde
Ministério da Justiça (MJ)
Ministério da Previdência e Assistência Social (MPAS)
Ministério do Trabalho e Emprego (MTE)
Museu da Casa Brasileira*
Natura Cosméticos S/A
Núcleo de Ação e Pesquisa em Economia Solidária (Napes/SP)
Núcleo de Estudos sobre Mídia e Política (NEMP/DF)
Oboré - Projetos Especiais/Comunicação e Artes
Oficina Municipal da Fundação Konrad Adenauer
Organização das Nações Unidas para a Educação, a Ciência e a Cultura (Unesco)
Organização Internacional de Trabalho (OIT)

Paparazzi Estúdio Fotográfico Ltda (SP)
Petrobras - Petróleo Brasileiro S/A
Pontifícia Universidade Católica do Paraná (PUC/PR)
Porto Seguro Cia de Seguros Gerais
Prefeitura Municipal de Caçapava (SP)
Prefeitura Municipal de Igaratá (SP)
Prefeitura Municipal de Jambeiro (SP)
Prefeitura Municipal de Monteiro Lobato (SP)
Prefeitura Municipal de São José dos Campos (SP)
Prefeitura Municipal de Taubaté (SP)
Programa Capacitação Solidária (PCS)
Programa das Nações Unidas para o Desenvolvimento (PNUD)
Programa de Promoção da Reforma Educativa na América Latina e Caribe (Preal)
Programa Internacional para a Eliminação do Trabalho Infantil (IPEC)
Projeto Casulo (SP)
Rede Bandeirantes de Rádio e Televisão
Rede de Educação do Semi-árido Brasileiro (Resab)
Rede Globo de Televisão
Secretaria da Educação do Estado da Bahia (SEE/BA)
Secretaria da Educação do Estado de Goiás (SEE/GO)
Secretaria da Educação do Estado de Rondônia (SEE/RO)
Secretaria da Educação do Estado de Roraima (SEE/RR)
Secretaria da Educação do Estado de São Paulo (SEE/SP)
Secretaria da Educação do Estado do Acre (SEE/AC)
Secretaria da Educação do Estado do Espírito Santo (SEE/ES)
Secretaria da Educação do Estado do Mato Grosso do Sul (SEE/MS)
Secretaria da Educação do Estado do Pará (SEE/PA)
Secretaria da Educação do Estado do Rio Grande do Norte (SEE/RN)
Secretaria de Educação Básica do Estado do Ceará (Seduc/CE)
Secretaria de Energia, Recursos Hídricos e Saneamento do Estado de São Paulo
Secretaria de Estado da Assistência Social (Seas/MPAS)
Secretaria de Estado da Cidadania e Trabalho do Estado de Goiás (SECT/GO)
Secretaria de Estado da Cultura (SEC/SP)
Secretaria de Estado da Cultura de São Paulo (SEC/SP)
Secretaria de Estado da Educação do Rio de Janeiro (SEE/RJ)
Secretaria de Estado de Direitos Humanos (SEDH/MJ)
Secretaria Especial para Participação e Parceria (SP)
Secretaria Estadual de Assistência e Desenvolvimento Social de São Paulo (SEADS/SP)
Secretaria Estadual de Educação da Paraíba (SEE/PB)
Secretaria Estadual de Educação de Minas Gerais (SEE/MG)
Secretaria Estadual de Educação do Paraná (SEE/PR)
Secretaria Estadual de Educação do Pernambuco (SEE/PE)
Secretaria Estadual de Educação do Piauí (SEE/PI)
Secretaria Geral da Presidência da República
Secretaria Municipal da Cidadania e Ação Social de Franca (SP)
Secretaria Municipal de Assistência e Desenvolvimento Social de São Paulo (SP)
Secretaria Municipal de Assistência Social de Belo Horizonte (MG)
Secretaria Municipal de Assistência Social de Brumadinho,
Secretaria Municipal de Assistência Social de Contagem (MG)
Secretaria Municipal de Assistência Social de Guarujá (SP)
Secretaria Municipal de Assistência Social de Itanhaém (SP)
Secretaria Municipal de Assistência Social de Nova Lima(SP)
Secretaria Municipal de Assistência Social de Peruíbe (SP)
Secretaria Municipal de Assistência Social de Ribeirão da Neves
Secretaria Municipal de Assistência Social de Santos (SP)
Secretaria Municipal de Assistência Social do Rio de Janeiro (RJ)
Secretaria Municipal de Educação de Aracaju (SE)
Secretaria Municipal de Educação de Araçatuba (SP)
Secretaria Municipal de Educação de Arapiraca (AL)
Secretaria Municipal de Educação de Araraquara (SP)
Secretaria Municipal de Educação de Ariquemes (RO)
Secretaria Municipal de Educação de Avaré (SP)
Secretaria Municipal de Educação de Belo Horizonte (MG)
Secretaria Municipal de Educação de Brodowski (SP)
Secretaria Municipal de Educação de Brumadinho (MG)
Secretaria Municipal de Educação de Bujarú (PA)
Secretaria Municipal de Educação de Cabedelo (PB)
Secretaria Municipal de Educação de Caçapava(SP)
Secretaria Municipal de Educação de Cajamar (SP)
Secretaria Municipal de Educação de Cajazeiras (PB)
Secretaria Municipal de Educação de Campina Grande (PB)
Secretaria Municipal de Educação de Campo Grande (MS)
Secretaria Municipal de Educação de Capão Bonito (SP)
Secretaria Municipal de Educação de Castilho (SP)
Secretaria Municipal de Educação de Catolé do Rocha (PB)
Secretaria Municipal de Educação de Catu (BA)
Secretaria Municipal de Educação de Conceição do Araguaia (PA)
Secretaria Municipal de Educação de Contagem (MG)
Secretaria Municipal de Educação de Coronel José Dias (PI)
Secretaria Municipal de Educação de Cosmorama (SP)
Secretaria Municipal de Educação de Cuiaba (MT)
Secretaria Municipal de Educação de Curaçá (BA)

Secretaria Municipal de Educação de Curitiba (PR)
Secretaria Municipal de Educação de Dracena (SP)
Secretaria Municipal de Educação de Franca (SP)
Secretaria Municipal de Educação de Frutal (MG)
Secretaria Municipal de Educação de Guará (SP)
Secretaria Municipal de Educação de Guaratinguetá (SP)
Secretaria Municipal de Educação de Guarujá (SP)
Secretaria Municipal de Educação de Hortolândia (SP)
Secretaria Municipal de Educação de Ijuí (RS)
Secretaria Municipal de Educação de Itajaí (SC)
Secretaria Municipal de Educação de Itanhaém (SP)
Secretaria Municipal de Educação de Itapecerica da Serra (SP)
Secretaria Municipal de Educação de Itapeva (SP)
Secretaria Municipal de Educação de Itararé (SP)
Secretaria Municipal de Educação de Itatiba (SP)
Secretaria Municipal de Educação de Ituiutaba (MG)
Secretaria Municipal de Educação de Itumbiara (MG)
Secretaria Municipal de Educação de Iturama (MG)
Secretaria Municipal de Educação de Ituverava (SP)
Secretaria Municipal de Educação de Jaguaré (ES)
Secretaria Municipal de Educação de Jaru (RO)
Secretaria Municipal de Educação de Jaú (SP)
Secretaria Municipal de Educação de João Pessoa (PB)
Secretaria Municipal de Educação de Juazeiro (BA)
Secretaria Municipal de Educação de Jundiaí (SP)
Secretaria Municipal de Educação de Leme (SP)
Secretaria Municipal de Educação de Limeira (SP)
Secretaria Municipal de Educação de Mairiporã (SP)
Secretaria Municipal de Educação de Maracanaú (CE)
Secretaria Municipal de Educação de Maranguape (CE)
Secretaria Municipal de Educação de Marília (SP)
Secretaria Municipal de Educação de Monteiro (PB)
Secretaria Municipal de Educação de Nova Lima (MG)
Secretaria Municipal de Educação de Pará de Minas (MG)
Secretaria Municipal de Educação de Paranaíba (MS)
Secretaria Municipal de Educação de Paraty (RJ)
Secretaria Municipal de Educação de Patos (PB)
Secretaria Municipal de Educação de Pio IX (PI)
Secretaria Municipal de Educação de Pirassununga (SP)
Secretaria Municipal de Educação de Ponta Grossa (PR)
Secretaria Municipal de Educação de Porto Alegre (RS)

Secretaria Municipal de Educação de Porto Feliz (SP)
Secretaria Municipal de Educação de Princesa Isabel (PB)
Secretaria Municipal de Educação de Recife (PE)
Secretaria Municipal de Educação de Registro (RJ)
Secretaria Municipal de Educação de Resende (RJ)
Secretaria Municipal de Educação de Ribeirão da Neves (MG)
Secretaria Municipal de Educação de Ribeirão Preto (SP)
Secretaria Municipal de Educação de Rio das Flores (RJ)
Secretaria Municipal de Educação de Ruy Barbosa (BA)
Secretaria Municipal de Educação de Salvador (BA)
Secretaria Municipal de Educação de Santa Luzia (PB)
Secretaria Municipal de Educação de Santa Rita do Passa Quatro (SP)
Secretaria Municipal de Educação de Santa Rosa (RS)
Secretaria Municipal de Educação de Santo Antônio da Patrulha (RS)
Secretaria Municipal de Educação de Santos (SP)
Secretaria Municipal de Educação de São Bernardo do Campo (SP)
Secretaria Municipal de Educação de São José dos Campos (SP)
Secretaria Municipal de Educação de São Paulo (SP)
Secretaria Municipal de Educação de São Roque (SP)
Secretaria Municipal de Educação de São Sebastião (SP)
Secretaria Municipal de Educação de Senador Canedo (GO)
Secretaria Municipal de Educação de Sertãozinho (PB)
Secretaria Municipal de Educação de Sorocaba (SP)
Secretaria Municipal de Educação de Sumaré (SP)
Secretaria Municipal de Educação de Sumé (PB)
Secretaria Municipal de Educação de Suzano (SP)
Secretaria Municipal de Educação de Taboão da Serra (SP)
Secretaria Municipal de Educação de Tibagi (PR)
Secretaria Municipal de Educação de Tupaciguara (MG)
Secretaria Municipal de Educação de Uauá (BA)
Secretaria Municipal de Educação de Uberaba (MG)
Secretaria Municipal de Educação de Uberlândia (MG)
Secretaria Municipal de Educação de Várzea Paulista (SP)
Secretaria Municipal de Educação de Votuporanga (SP)
Secretaria Municipal de Educação do Pará de Minas (MG)
Secretaria Municipal de Educação do Rio de Janeiro (RJ)
Secretaria Municipal de Educação e Assistência Social de Fortaleza (CE)
Secretaria Municipal de Educação e Cultura de São Carlos (SP)
Secretaria Municipal de Educação Ituiutaba (SP)
Secretaria Municipal de Educação Jaguaré (ES)
Secretaria Municipal de Educação Marília (SP)

Secretaria Municipal de Educação Patos de Minas (MG)

Secretaria Municipal de Educação Porto Alegre (RS)

Secretaria Municipal de Educação Uberaba (MG)

Secretaria Municipal de Saúde de São Carlos (SP)

Secretaria Municipal do Trabalho (SP)

Secretaria Municipal do Verde e do Meio Ambiente (SP)

Secretaria Municipal Especial da Infância e da Juventude de São Carlos (SP)

Secretaria Nacional de Direitos Humanos (SNDH/MJ)

Secretaria Nacional de Juventude

Serviço Brasileiro de Apoio às Micro e Pequenas Empresas (Sebrae)

Serviço Nacional de Aprendizagem Comercial (Senac)

Serviço Nacional de Aprendizagem Industrial (Senai)

Serviço Social Bom Jesus (SP)

Serviço Social do Comércio/SP (Sesc)

Sindicato das Entidades Mantenedoras de Estabelecimentos deEnsino Superior do Estado de São Paulo (Semesp)

Sindicato dos Trabalhadores nas Indústrias de Calçados e Vestuários de Franca e Região (SP)

Sociedade Amigos de Bairro do Jardim Horizonte Azul e Vila do Sol (SP)

Terra Networks S.A.

TV Cultura

União Nacional dos Dirigentes Municipais de Educação (Undime)

Universidade Cruzeiro do Sul (Unicsul)

Universidade de Pernambuco (UP/PE)

Universidade de São Paulo (USP/SP)

Universidade do Professor de Faxinal do Céu (SEE/PR)

Universidade do Vale do Rio dos Sinos (Unisinos/RS)

Universidade Estadual de Feira de Santana (UEFS)

Universidade Federal de Mato Grosso do Sul

Universidade Federal de Minas Gerais

Universidade Federal do Guamá (Belém/PA)

Viva Rio (RJ)

Votorantin Celulose e Papel

Relação de Projetos Desenvolvidos pelo Cenpec

* Projetos em andamento

Programas / Projetos	Início	Término
Programa de Leitura e Escrita - Letra Viva	1988	2001
Memória e Brincadeiras na Cidade de São Paulo nas Primeiras Décadas do Século XX	1989	1989
A Prática Pedagógica na Escola Pública	1989	1990
Programas e Projetos Educacionais - Panorama Parcial da Década de 80	1990	1990
CEFAM em Foco	1991	1992
Diagnósticos das Secretarias de Educação do Nordeste	1991	1992
A Participação do Setor Privado na Melhoria da Educação no Brasil	1992	1992
Diagnóstico da Situação da Escola Estadual Etelvina Góes Marcucci	1992	1992
Leitura e Multimeios – Encruzilhada de Leituras	1992	1993
Gestão de Políticas Públicas Municipais	1992	1996
Diagnóstico da Situação da Escola Estadual Matilde Maria Crêem	1992	1994
Ensino Noturno: um estudo sobre medidas de reformulação	1993	1993
Interdisciplinaridade no Município de São Paulo	1993	1993
Raízes e Asas	1993	1997
Escola Labor: verso e reverso de um projeto	1994	1994
Oficinas de Matemática e de Leitura e Escrita	1994	1994

Programas / Projetos	Início	Término
Programa Educação e Participação - Prêmio Itaú-Unicef	1994	*
Formação em Serviço	1995	1997
A Importância da Participação Comunitária na Questão da Educação e da Pobreza	1995	1995
O Fracasso Escolar - Observações de Sala de Aula	1995	1996
Programa de Aceleração de Aprendizagem	1996	*
Projeto Transe	1996	1999
Avaliação do Livro Didático	1995	2002
Integração da Universidade Estadual de Londrina com o Ensino de 1º e 2º Graus Londrina e Região	1996	1997
Programa de Educação Continuada	1996	1998
Combatendo o Trabalho Infantil	1996	2002
Cidadania e Ação Comunitária - Jardim Ângela	1997	2000
Jovens, Saber e Socialização	1997	2000
Educação pelo Esporte	1998	2000
Programa Gerir: formação de lideranças escolares	1998	1999
Registro de Experiências Inovadoras no Ensino de 5ª a 8ª Séries e Ensino Médio	1998	1998

Programas / Projetos	Início	Término
Registro de Inovações Educacionais no Brasil	1998	1999
Parceria Público-Privado	1998	1998
Educação para a Cidadania: ações conjuntas da escola e comunidade	1998	1999
Gestão Educacional: tendências e perspectivas	1998	1999
Valorização da Carreira do Magistério e a Formação Continuada	1999	1999
Educação e Responsabilidade Social	1999	1999
Amigos da Escola - Todos pela Educação	1999	2001
Assessoria ao Programa Virando o Jogo	1999	2000
Assessoria ao Projeto Crê-Ser	1999	2000
Brasilândia	1999	2000
Capacitação dos Assistentes Técnico-Pedagógicos dos Núcleos Regionais de Tecnologia Educacional	1999	1999
Avaliação da Educação Básica nos Anos 90	1999	2001
I Seminário Nacional sobre Educação para Todos	1999	2000
Parcerias	1999	2002
Educação Integral	1999	2000

Programas / Projetos	Início	Término
Programa Melhoria da Educação no Município	1999	*
Parceria Radical	1999	2001
Programa Ensino de Qualidade	1999	2003
Avaliação da Política Educacional do Ceará	1999	2001
Fórum Mídia & Educação	1999	2001
Seminário de Avaliação de Políticas Públicas e Programas Sociais	2000	2001
Educação e Cidadania	2000	2005
Avaliação do Projeto Aprendiz Comgáz	2001	2005
Empreendedores Sociais	2000	2002
Conhecer para Transformar: Programa São Paulo no Jardim Rosana	2000	2001
Ensino que Vale	2000	2002
Escola, Que Lugar é Esse?	2001	2001
Assessoria Técnica ao Projeto Casulo	2001	2002
Intercâmbio de Experiências em Educação	2001	2003
Programa EducaRede	2001	*
Diálogo e Ação	2001	2002
CD-ROM - O Jogo da Cidadania	2001	2003

Programas / Projetos	Início	Término
Programa Educação e Participação - Gestores de Aprendizagem Socioeducativa	2001	*
Seminário Família: Redes, Laços e Políticas Públicas	2002	2003
Assessoria ao Instituto WCF-Brasil	2002	*
Avaliação do Projeto de Formação da Associação de Apoio ao Programa Capacitação Solidária	2002	2002
Estudo Avaliativo dos 20 Anos do Prêmio Eco	2002	2002
Programa Educarede - Aulas Unidas	2002	2003
Assessoria Educacional ao Sistema de Ensino de Cabo Verde	2002	2002
Revivendo a História, Repensando a Vida	2002	2002
Saudade	2002	2002
Subsídios para o Caderno sobre Investimento Social Privado em Educação	2002	2002
Programa Território Escola - Estudar pra Valer! Leitura e produção de texto nas séries iniciais do Ensino Fundamental	2002	*
Educação Média Noturna em São Paulo	2002	2002
Programa Educarede - EducaRede Vai à Escola	2002	2003
Programa Escrevendo o Futuro	2002	*
Política de Proteção Social da Secretaria Municipal de Assistência Social	2002	2004

Programas / Projetos	Início	Término
Programa Território Escola - Entre na Roda: leitura na escola e na comunidade	2003	*
Ler e Escrever: desafio de todos	2003	2004
Plano de Metas da Secretaria Municipal de Educação de São Paulo	2003	2004
Proposta Político-Pedagógica para os Centros Educacionais Unificados (CÉUs)	2003	2004
Programa Terra Paulista: histórias, arte, costumes	2003	*
Concurso Cultural Infantil do Magazine Luiza	2003	2004
Educação de Base Comunitária para Jovens da Cidade do Rio de Janeiro	2003	2005
Sistema Integrado de Gestão do Programa de Cultura e Cidadania para a Inclusão Social - Fábricas de Cultura	2004	2005
Programa Educarede - Rede de Capacitação	2004	2005
Programa Educarede - Escola em Rede	2004	2004
Programa Educarede - Coisas Boas da Minha Terra/Coisas Boas para Minha Terra	2004	2006
Ensinar e Aprender na Educação de Jovens e Adultos: apontando caminhos	2004	2005
Jovens Urbanos	2004	*
Tecendo a Memória	2004	2004
Voluntariado no Instituto Algar	2004	*
Programa Território Escola - Estudar pra Valer! Formação de professores na área de Matemática nas séries iniciais do Ensino Fundamental	2004	*
Projeto Criança	2005	*

Programas / Projetos	Início	Término
Programa Território Escola - Brincar: o brinquedo e a brincadeira na rotina da Educação Infantil	2005	*
Programa Educarede - História do Ceará em Rede	2005	2005
Assessoria Técnica ao IMPAES	2005	*
Prêmio Cultura Viva	2005	*
Programa Território Escola - Ações em Rede	2005	*
Assessoria aos Técnicos da Secretaria de Estado do Ceará	2005	2005
Aprendendo com a Cidade	2005	2005
Prazer em Ler	2005	*
Ecos do Vale	2005	*
Leitura e Escrita: desafio de todos	2005	*
Expedição Paraty	2005	*
ProJovem	2006	*
Reflexões sobre a Qualidade do Ensino: subsídios para reorientação curricular	2006	2006
Incentivo à Leitura	2006	*
Formação nos Núcleos Socioeducativos	2006	*
Parâmetros dos Núcleos Socioeducativos	2006	*
Caderno Família	2006	*

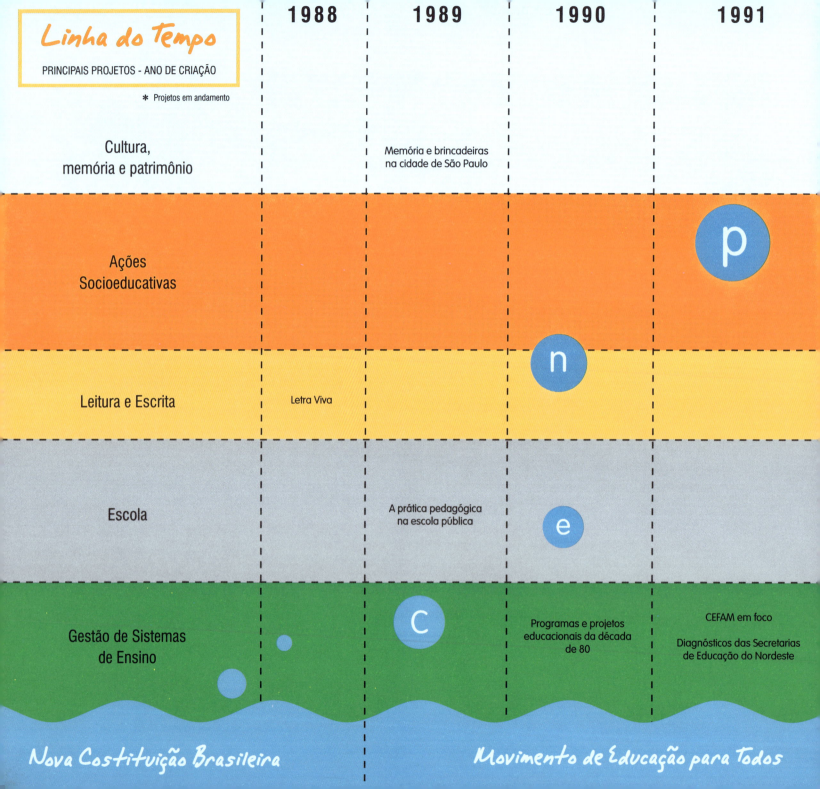

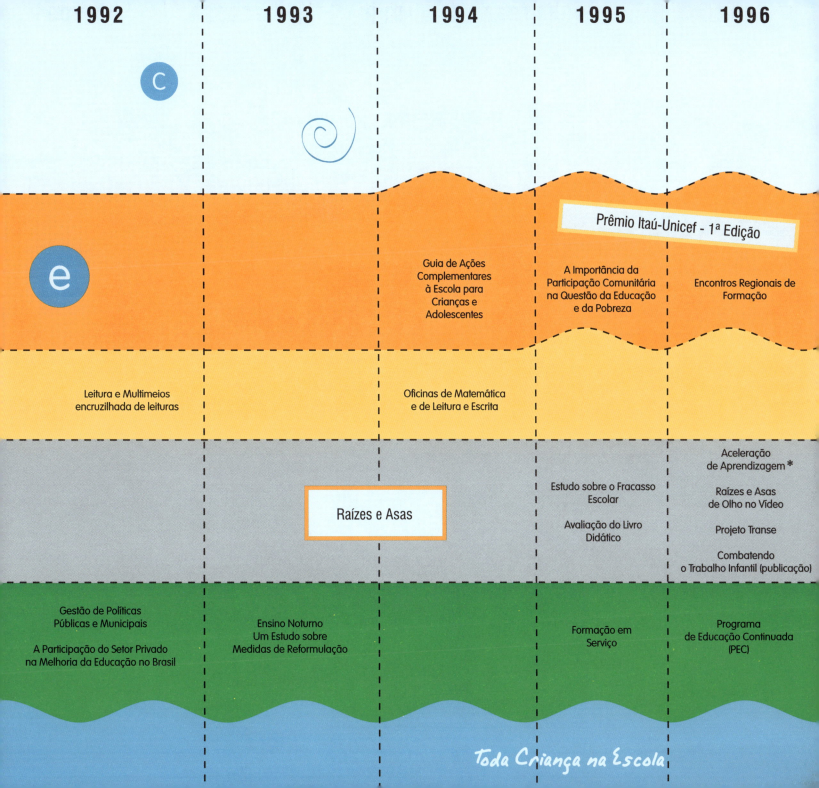

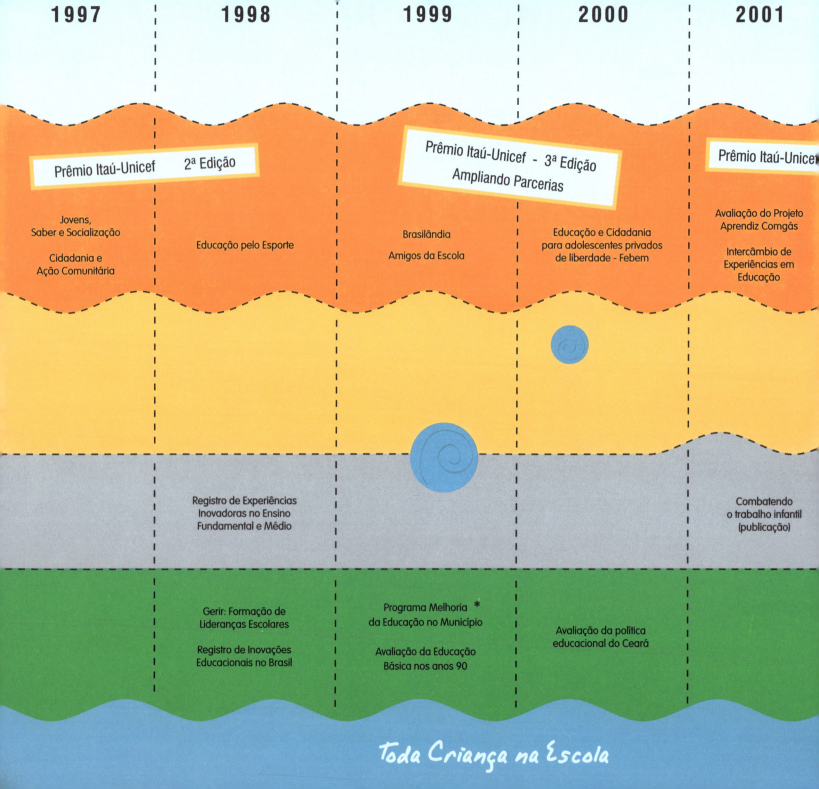

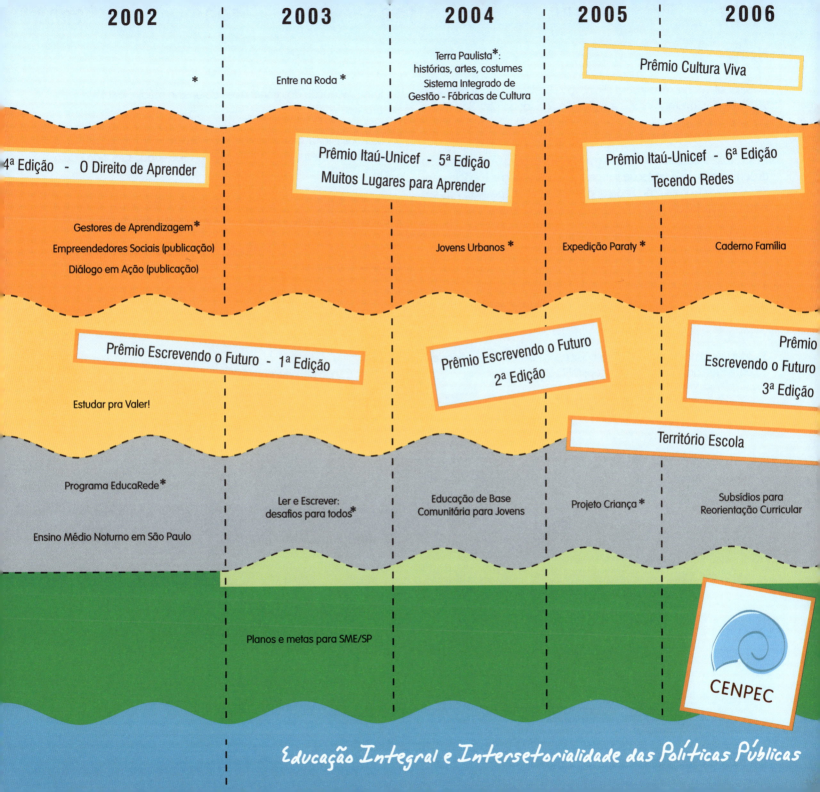

Notas

1 - Setubal, Maria Alice (coord.) Educação Básica no Brasil nos anos 90, Políticas Governamentais e Ações da Sociedade Civil. São Paulo: Cenpec, 2001.

2 - O Brasil reconhece em sua legislação os desafios/demandas de desenvolvimento e proteção integral de suas crianças e adolescentes: desde a Constituição Federal de 1988 e, em específico, nas leis infra constitucionais.

3 - Ibid, p. 24.

4 - Instituto Nacional de Estudos e Pesquisas Educacionais. O desafio de uma educação de qualidade para todos: educação no Brasil - 1990-2000. Brasília, 2004.

5 - Inep. Avaliação da educação básica: em busca da qualidade e da eqüidade no Brasil. Brasília: Inep; MEC, 2006.

6 - Inep. Avaliação dos concluintes do ensino médio. Relatório síntese. Brasília, 1990.

7 - Setubal, Maria Alice (coord.) Educação Básica no Brasil nos anos 90, Políticas Governamentais e Ações da Sociedade Civil. São Paulo: Cenpec, 2001.

8 - Instituto Brasileiro de Geografia e Estatística: Pesquisa Nacional por Amostra de Domicílios. Síntese de indicadores 2003. Brasília, 2003.

9 - Sistema Nacional da Avaliação Básica. Saeb 2001 - Novas perspectivas. Brasília, 2002.

10 - Ibid

11 - Ministério do Desenvolvimento Social. Política Nacional de Assistência Social. Brasília, 2004.

12 - IBGE. Censo Demográfico 2000. Brasília, 2000.

Publicações da Imprensa Social

A Escola Sustentável
Eco - alfabetizando pelo ambiente
Lucia Legan
IPEC / Imprensa Oficial/SP

Álbum de Histórias
Araçuaí de U.T.I educacional a cidade educativa
Tião Rocha
Centro Popular de Cultura e Desenvolvimento / Imprensa Oficial/SP

Alianças e Parcerias
Mapeamento das publicações brasileiras sobre alianças e parcerias entre organizações da sociedade civil e empresas
Aliança Capoava
Instituto Ethos / Imprensa Oficial/SP

Aprendendo Português nas Escolas do Xingu
Parque indígena do Xingu
Terra indígena Panará
Terra indígena Capoto-Jarina
Livro inicial
Vários autores
ISA / ATIX/ Imprensa Oficial/SP

A Violência Silenciosa do Incesto
Gabriella Ferrarese Barbosa, Graça Pizá
Clipsi / Imprensa Oficial/SP

Brincar para Todos
Mara O. Campos Siaulys
Laramara / Imprensa Oficial/SP

Educação Inclusiva:
O que o professor tem a ver com isso?
Marta Gil
Ashoka / Imprensa Oficial/SP

Em Questão 2
Políticas e práticas de leitura no Brasil
Vários Organizadores
Observatório da Educação / Ação Educativa / Imprensa Oficial/SP

Espelho Infiel
O negro no jornalismo brasileiro
Flávio Carrança, Rosane da Silva Borges
Geledés / Imprensa Oficial/SP

Essa Turma Ninguém Passa para Trás
Guia do Consumidor para crianças e adolescentes
Vários autores
Fundação Abrinq/Criança Segura
Safe Kids Brasil/Idec/ImprensaOficial/SP

Gogó de Emas
A participação das mulheres na história do estado de Alagoas
Shuma Shumaher
REDEH / Imprensa Oficial/SP

História Falada
Memoria, rede e mudança social
Karen Worcman e Jesus Vasques Pereira
Inst. Museu da Pessoa.Net/Imprensa Oficial/SP

Jovens Lideranças Comunitárias e Direitos Humanos
Conectas / CDH/ Imprensa Oficial/SP

Kootira Ya Me'ne Buehina Wa'ikina Khiti Kootiria Yame'ne
Vários Organizadores
ISA / FOIRN / Imprensa Oficial/SP

O Caminho das Matriarcas
Maria do Rosário Carvalho Santos
Geledés / Imprensa Oficial/SP

Orientação Para Educação Ambiental
Nas bacias hidrográficas do estado de São Paulo
Cyntia Helena Ravena Pinheiro, Mônica Pilz Borba e Patrícia Bastos Godoy Otero
5Elementos / Imprensa Oficial/SP

Pela Lente do Amor
Fotografias e desenhos de mães e filhos
Carlos Signorini
Lua Nova / Imprensa Oficial/SP

Saúde, Nutrição e Cultura no Xingu
Estela Würker
ISA / ATIX/ Imprensa Oficial/SP

Violência na Escola
Um guia para pais e professores
Caren Ruotti, Renato Alves e Viviane de Oliveira Cubas
Andhep / Imprensa Oficial/SP

Vivências Caipiras
Pluralidade cultural e diferentes temporalidades na terra paulista
Maria Alice Setubal
Cenpec / Imprensa Oficial/SP

Vozes da Democracia
Vários autores
Intervozes / Imprensa Oficial/SP

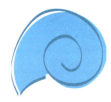

CENPEC - Centro de Estudos e Pesquisas em Educação, Cultura e Ação Comunitária
Rua Dante Carraro, 68
05422-060 - São Paulo - SP
Brasil

Telefax: (55) (11) 2132 9000
cenpec@cenpec.org.br
www.cenpec.org.br

CENPEC
Centro de Estudos e Pesquisas em Educação, Cultura e Ação Comunitária

PRESIDÊNCIA
MARIA ALICE SETUBAL Diretora Presidente
RICARDO CAMPUS CAIUBY ARIANI Diretor Vice-Presidente

Diretores Administrativos
LYDIA MARIA QUEIROZ FERREIRA DE MAGALHÃES
TEREZA MARIA MACEDO SOARES DE ARAÚJO

Conselho de Administração
ANTONIO CARLOS CARUSO RONCA
BERNADETE ANGELINA GATTI
HÉLIO MATTAR
MARIA ALICE SETUBAL
MICHEL PAUL ZEITLIN
RICARDO CAMPOS CAIUBY ARIANI

Conselho Fiscal
REBECCA DE CASTRO FILGUEIRAS RAPOSO
REGINALDO JOSÉ CAMILO

COORDENAÇÃO

Coordenadora Geral
MARIA DO CARMO BRANT DE CARVALHO

Assessoria da Coordenação
CAROLA CARBAJAL ARREGUI
ISA MARIA F. R. GUARÁ
MARIA AMÁBILE MANSUTTI
MARIA ÂNGELA LEAL RUDGE
MARIA CRISTINA S. ZELMANOVITS

Coordenadora Administrativo-Financeira
MARIA APARECIDA ACUNZO FORLI

Coordenadoras de Áreas
ANA REGINA CARRARA
MARIA ESTELA BERGAMIN
MARIA JULIA AZEVEDO GOUVEIA

CRÉDITOS DESTA EDIÇÃO

Redatores
CAROLA CARBAJAL ARREGUI
MARIA ALICE SETUBAL
MARIA CRISTINA S. ZELMANOVITS
MARIA DO CARMO BRANT DE CARVALHO

Colaboraram nesta edição
ANA REGINA CARRARA
MARIA ÂNGELA LEAL RUDGE
MARIA APARECIDA ACUNZO FORLI
MARIA ESTELA BERGAMIN
MARIA JULIA AZEVEDO GOUVEIA

Edição de textos
JOSÉ ALVES

Projeto gráfico original e editoração eletrônica
MAURICIO MIRANDA BARONE

formato	21x21 cm
tipologia	Vogue
papel miolo	Offset 90g/m²
papel capa	Cartão triplex 250g/m²
número de páginas	84
tiragem	2500
ctp, impressão e acabamento	Imprensa Oficial do Estado de São Paulo

Esta publicação foi possível graças
a um programa de Responsabilidade Social da

imprensaoficial

**GOVERNO DO ESTADO
DE SÃO PAULO**

Governador   José Serra
Secretário de Comunicação   Hubert Alquéres